Diagnostik
Seite 14–18

Allgemeine Maßnahmen
Seite 19–48

Spezielle Notfälle
Seite 49–230

Notfallmedikamente
Seite 231–264

Sonstiges
Seite 265–288

Notfalltaschenbuch für den Rettungsdienst
Rossi/Dobler

Notfall-Taschenbuch für den Rettungsdienst

Herausgegeben von
Dr. med. Rolando Rossi und Günter Dobler

unter Mitarbeit von
Waldemar Birkholz · Annemarie Sauer

Mit einem Vorwort von
Prof. Dr. med. F. W. Ahnefeld

5., neu bearbeitete Auflage

1987 Verlagsgesellschaft Stumpf & Kossendey

Wichtige Hinweise:

Autoren und Verlag haben höchste Sorgfalt hinsichtlich der Angaben von Therapierichtlinien, Medikamentenanwendungen und -dosierungen aufgewendet. Nachdem gesetzliche Bestimmungen und wissenschaftlich begründete Empfehlungen einer ständigen Veränderung unterworfen sind, ist der Benutzer aufgefordert, die aktuell gültigen Richtlinien anhand der Literatur und der Beipackzettel zu überprüfen und sich entsprechend zu verhalten.

Die Angaben von Handelsnamen, Warenbezeichnungen etc. ohne die besondere Kennzeichnung ® bedeuten keinesfalls, daß diese im Sinne des Gesetzgebers als frei anzusehen wären und entsprechend benutzt werden könnten.

Autoren:
Birkholz, Waldemar; Arbeiter-Samariter-Bund, 7900 Ulm/Donau
Dobler, Günter; Arbeiter-Samariter-Bund, 7900 Ulm/Donau
Rossi, Rolando, Dr. med.; Zentrum für Anästhesiologie der Universität Ulm/Donau
Sauer, Annemarie; Zentrum für Innere Medizin der Universität Ulm/Donau

CIP-Kurztitelaufnahme der Deutschen Bibliothek

Rossi, Rolando:
Notfalltaschenbuch für den Rettungsdienst / Rolando Rossi und Günter Dobler. Unter Mitarbeit von Waldemar Birkholz und Annemarie Sauer. Mit einem Vorwort v. F.W. Ahnefeld. – Edewecht: Stumpf und Kossendey, 1983.
ISBN 3-923124-04-X

NE: Dobler, Günter:

Printed in Germany
Gesamtherstellung: Littmanndruck, 2900 Oldenburg

Vorwort

Der Rettungssanitäter hat im Einsatz zwei klar zu definierende Aufgabenbereiche bei der Erstversorgung von Notfallpatienten wahrzunehmen:

1. Selbständig zu handeln, falls kein Arzt am Orte des Geschehens zur Verfügung steht,
2. auf Anordnung eines Arztes selbständige oder assistierende Tätigkeiten durchzuführen.

Für beide Aufgaben benötigt er Kenntnisse und Fähigkeiten, also eine den Erfordernissen entsprechende theoretische und praktische Aus- und Fortbildung. Obwohl es heute genügend Vorstellungen, ja sogar Empfehlungen über den anzustrebenden Ausbildungsinhalt gibt, ist die Ausbildung in der Qualität unterschiedlich und unzureichend geblieben, und auch die notwendige Fortbildung nur in einem geringen Umfange erreicht. Andererseits muß der Rettungssanitäter in den beiden dargestellten Aufgabenbereichen schnell, gezielt und effektiv handeln, er muß die Situation erkennen, die sich aus dem breiten Spektrum der Notfälle ergibt und daraus die Ansatzpunkte der ihm möglichen Sofortmaßnahmen ableiten. Er muß in der Kooperation mit dem Arzt mitdenken und handeln, Maßnahmen, Geräte und Instrumentar anwenden oder Medikamente, Infusionen bereitstellen, schließlich eine Überwachungsfunktion wahrnehmen können. Es gibt häufige und seltene Notfälle, damit häufig und selten anzuwendende Maßnahmen, Geräte und Medikamente. In der bereits dargestellten unbefriedigenden Ausbildungssituation wird jeder Rettungssanitäter, der seinen Aufgaben gerecht werden will, sehr viel Eigeninitiative aufbringen müssen, um sich ständig weiter- und fortzubilden. Das Grundsätzliche kann er nur aus den Lehrbüchern entnehmen.

Für Wiederholungen oder eine schnelle Information haben sich auch im ärztlichen Bereich gestraffte Zusammenfassungen des Grundlagenwissens in Form eines Taschenbuches bewährt. Die Autoren dieses Taschenbuches bieten mit ihrer Publikation dem Rettungssanitäter ein klar gegliedertes, in Stichworten zusammengefaßtes Basiswissen an. Ich bin der festen Überzeugung, daß damit eine weitere Lücke zu schließen ist. Das Buch kann als ständiger Begleiter die dringend notwendige Fortbildung verbessern, als kurzgefaßter Ratgeber aber auch im Einsatz nützlich sein. Es kann, soll und darf weder praktische Übungen noch eine systematische Fortbildung ersetzen.

Ich wünsche dem Taschenbuch eine weite Verbreitung und vor allem den angestrebten Erfolg.

Ulm, Mai 1983 F. W. Ahnefeld, Ulm

Einleitung

Notfallsituationen, in denen Patienten akut in ihren Vitalfunktionen bedroht oder bereits gestört sind, können jederzeit und überall auftreten. Sie bedürfen schneller und qualifizierter medizinischer Hilfe. Durch systematisches Vorgehen und gezielten Einsatz der zur Verfügung stehenden Mittel ist die vitale Gefährdung vom Patienten abzuwenden und Komplikationen vorzubeugen. Dies ist das Ziel der Notfallmedizin.

Das vorliegende Buch kann und will nicht die Grundlagen und Techniken der Erstversorgung vermitteln. Diese Aufgabe wird von den viel umfangreicheren Lehrbüchern sowie den Aus- und Fortbildungsveranstaltungen wahrgenommen. Unter bewußter Vernachlässigung seltener Situationen wird hier, in gedrängter Form, das schematisierbare Vorgehen im Bereich der außerklinischen Notfallmedizin bei den häufigsten Notfallsituationen dargestellt. Es wird die Darstellung differentialdiagnostischer Erwägungen zugunsten vorrangig wichtiger Maßnahmen zur Sicherung der Vitalfunktionen zurückgestellt. Form und Umfang des Bandes wurden so gewählt, daß er vom Personal im Rettungsdienst stets mitgeführt werden kann und bei Bedarf unmittelbar zur schnellen Information zur Verfügung steht. Es wurde bewußt Raum für eigene Anmerkungen und Eintragungen gelassen, um Möglichkeiten zu haben, dieses Buch auf die eigenen Bedürfnisse und die regionalen Gegebenheiten abzustimmen.

Wenn sich das Buch auch vor allem an den Rettungssanitäter wendet, so werden doch auch die notärztlichen Maßnahmen angeführt, um eine kontinuierliche Behandlung sicherzustellen.

Für kritische Hinweise und Anregungen sind wir jederzeit dankbar.

Unser besonderer Dank gilt Herrn Gerd Steigert für die Ausführung der Graphiken sowie Herrn H. Güttler für seine Hilfe bei der Überarbeitung des Manuskriptes.

Wir danken dem Verlag für die gute Zusammenarbeit, die eine zeitgerechte Publikation ermöglichte.

Ulm, August 1983 Die Autoren

Anmerkungen zur fünften, neu bearbeiteten Auflage

Auch die vierte, erweiterte Auflage des Notfall-Taschenbuches hat das erhoffte große Interesse bei allen im Notarzt- und Rettungsdienst Tätigen gefunden. Wir danken allen unseren Lesern für ihr Vertrauen.
Wir haben erneut die Gelegenheit genutzt, eine Reihe von Verbesserungen und Ergänzungen in das Konzept einzuarbeiten. Wir waren dabei bemüht, all das aufzuführen, was unter Notfallbedingungen wichtig und notwendig ist. Nicht die umfassende, lehrbuchartige Darstellung aller möglichen und denkbaren Notfallsituationen und Krankheitsbilder war unser Ziel, sondern eine praxisgerechte Zusammenstellung der Diagnostik und Therapie der häufigsten Notfälle. Dabei erschien es uns wichtig, eine Beschränkung auf die tatsächlich außerklinisch wichtigen Maßnahmen durchzuhalten. Die bestmögliche Erstversorgung von Notfallpatienten ist dann erfolgt, wenn alles Notwendige getan und alles primär Zurückstellbare unterlassen wurde.

Ulm, Mai 1987 Die Autoren

INHALTSVERZEICHNIS

			Seite:
		● Grundlagen des Rettungsdienstes	11
		● Einsatzbewertung	12
		● Der Notfallpatient	13
I	**Notfall-diagnostik**	● Erstuntersuchung	14
		● Erweiterte Diagnostik	15–18
II	**Allgemeine Maßnahmen**	● Grundsätze der Rettung	19
		● Indikation Notarzt; Sekundärtransport	20
		● Lagerungen	21– 24
		● Maßnahmen bei Atemstörungen	25– 29
		● Maßnahmen bei Herz-Kreislauf-störungen	30– 32
		● Cardiopulmonale Reanimation	33– 37
		● Maßnahmen bei Traumen	38– 39
		● Narkoseeinleitung	40
		● Maßnahmen bei Vergiftungen	41– 43
		● Gegengifte	44– 45
		● Psychologisches Verhalten	47– 48
III	**Spezielle Notfälle**	● Bewußtsein	49– 64
		● Atmung	65– 72
		● Herz-Kreislauf	73–106
		● Wasser-Elektrolyt-Haushalt	107–112
		● Säure-Basen-Haushalt	113–116
		● Chirurgie	117–144
		● Gynäkologie	145–162
		● Pädiatrie	163–172
		● Vergiftungen	173–202
		● Hitze-Kälte-Schäden	203–222
		● Sonstige Notfälle	223–230
IV	**Notfall-medikamente**	● Alphabetisch geordnet	231–264
V	**Sonstiges**	● Todesfeststellung	265–266
		● Hubschraubereinsatz	267
		● Gefährliche Güter	268–269
		● Katastropheneinsatz	270–272
		● Katastrophenpaket	273
		● Notfallkoffer	274
		● Gegengiftpaket	275
		● Fremdsprachentabellen	276–279
		● Literaturangaben	280
		● Stichwortverzeichnis	281–284
		● Anschriften	285–286
		● Buchstabiertafel	287
		● Funkfrequenzen	288
		● Telefonverzeichnis	289

GRUNDLAGEN DES RETTUNGSDIENSTES

Rechtliche Grundlage der medizinischen Versorgung bilden die **Rettungsdienstgesetze** der Bundesländer. Die Aufgaben werden, in unterschiedlichem Ausmaß, an die Hilfsorganisationen weitergegeben.

Während die **Rechtsstellung** des Notarztes, unabhängig, ob er niedergelassen oder Klinikarzt ist, relativ unproblematisch erscheint, können aus dem Tätigwerden des Rettungssanitäters Konflikte entstehen. Ist ein Notarzt anwesend, assistiert der Rettungssanitäter diesem und handelt auf dessen Anweisung (und Verantwortung). Ist er am Notfallort allein, hat er die Maßnahmen zu ergreifen, die er beherrscht, um dem Patienten die bestmögliche und wirksamste Hilfe zukommen zu lassen **(Notfallkompetenz)**. Hierzu ist eine entsprechende Ausbildung als Voraussetzung anzusehen.

Ausbildung zum Rettungssanitäter, sogenannte 520-Stunden-Regelung:

160 Stunden Fachlehrgang
160 Stunden Rettungswachenpraktikum
160 Stunden Klinikpraktikum
40 Stunden Abschlußlehrgang

Da andererseits jeder medizinische Eingriff den Tatbestand der Körperverletzung erfüllt, bedarf er der Rechtfertigung bzw. der **Einwilligung** des Patienten. Ist dieser hierzu nicht in der Lage (z.B. Bewußtlosigkeit), sind diejenigen Maßnahmen zu ergreifen, welche dem **mutmaßlichen Willen** des Patienten entsprechen.

Verweigert ein Patient die Behandlung, ist zu entscheiden, ob dies respektiert werden muß (volle Geschäftsfähigkeit) oder ob wegen **Selbst- oder Fremdgefährdung** eine **Einweisung** in eine (psychiatrische) Klinik erfolgen muß. Während im ersten Fall die schriftliche Fixierung (mit Unterschrift, vor Zeugen) ausreicht, ist im zweiten Fall ein entsprechendes Attest (Zwangseinweisung) auszustellen und die Polizei hinzuzuziehen. Grundsätzlich ist bei allen Notfallpatienten stets auf die Wahrung der persönlichen Sphäre, z.B. gegenüber der Polizei, zu achten **(Schweigepflicht)**.

EINSATZBEWERTUNG

(modifiziertes NACA-Schema)

I Verletzungen und Erkrankungen geringfügiger Art, die keiner akuten ärztlichen Therapie bedürfen
z.B.:
Prellungen, Schürfungen, Stauchungen, Verrenkungen, Orthostase, flüchtige Hypotonie

II Verletzungen und Erkrankungen, die zwar einer weiteren Abklärung bzw. Behandlung, aber in der Regel keines stationären Krankenhausaufenthaltes bedürfen.
z.B.:
Finger-, Zehen-, Nasenbein-, einfache Rippenfrakturen. Hyperventilationstetanie, einfache Kolik, komplikationsloser Asthmaanfall.

III Verletzungen und Erkrankungen, die in der Regel einer stationären Abklärung bzw. Behandlung bedürfen, bei denen jedoch keine akute Lebensgefahr zu erwarten ist.
z.B.:
Einzelne, ggf. offene Frakturen, größere Weichteil- und/oder Nerven-Gefäßverletzungen, einfache Herz-Rhythmus-Störungen, zerebraler Krampfanfall, akute Psychosen.

IV Verletzungen und Erkrankungen, ohne akute Lebensgefahr, die aber eine kurzfristig sich entwickelnde Vitalbedrohung nicht ausschließen lassen.
z.B.:
Schädel-Hirn-Trauma (über 15 min bewußtlos), Brustkorb-, Bauchverletzung, Herzinfarkt, ausgeprägte Herzrhythmusstörungen, Intoxikationen (bewußtlos), Schlaganfall.

V Verletzungen und Erkrankungen mit akuter Lebensgefahr, die ohne baldige Behandlung wahrscheinlich tödlich enden (Reanimationsbereitschaft).
z.B.:
Wirbelfrakturen (mit neurologischen Ausfällen), offenes und/oder ausgeprägtes Thorax-Abdominaltrauma, Herzinfarkt mit Rhythmusstörungen, Magen-Darm-Blutung, Koma, Embolie.

VI Verletzungen und Erkrankungen, die sofortige Wiederbelebungsmaßnahmen notwendig machen (erfolgreiche Reanimation).
z.B.:
Polytraumatisierte, schwer Schockierte, Atemstillstand, Kreislaufstillstand.

VII Verletzungen und Erkrankungen, die unmittelbar zum Tode geführt haben (erfolglose Reanimation).

NOTFALLPATIENT

Definition: Patient, bei dem eine Störung der Vitalfunktionen – **Atmung** und **Kreislauf** und/oder der mit ihnen verbundenen Funktionssysteme **Bewußtsein** und **inneres Milieu** – droht, sich entwickelt oder bereits eingetreten ist.

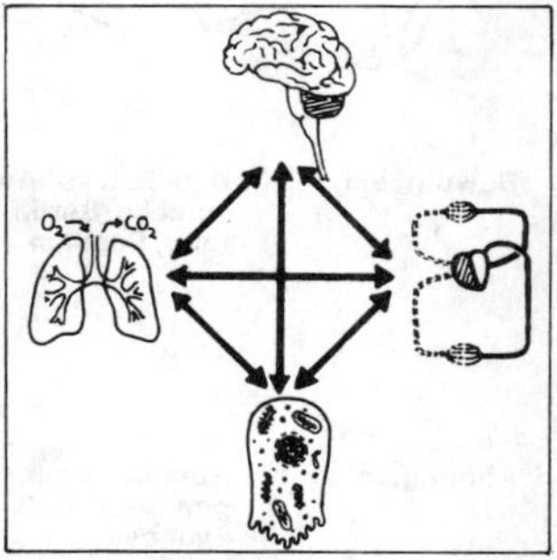

Ziel der Maßnahmen:

- Wiederherstellung bzw. Aufrechterhaltung der **Vitalfunktionen**
- Schmerzbekämpfung und Beruhigung
- Verhinderung von Komplikationen
- Erzielung der Transportfähigkeit
- kontinuierliche Überwachung, ggf. Behandlung

Rettungskette:

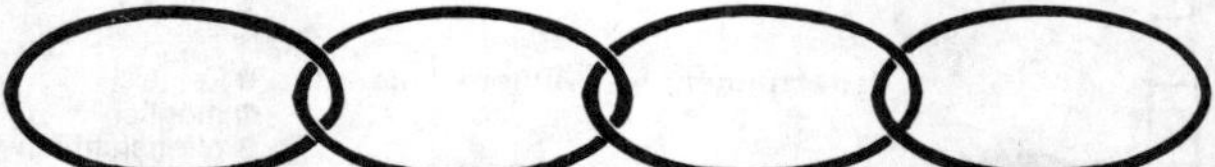

Erste Hilfe	Erstversorgung	Transport	Fachbehandlung
Laien	RS/NA	RS/NA	Klinik

Nur wenn die Glieder der Rettungskette nahtlos ineinandergreifen, ist die optimale Hilfe für den Patienten zu gewährleisten.

ERSTUNTERSUCHUNG

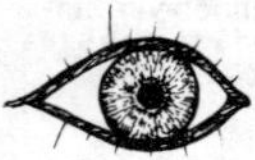
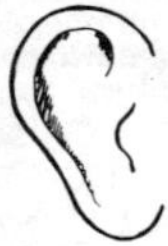
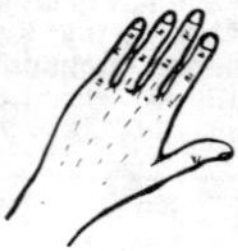
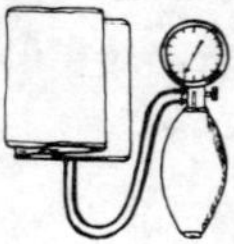

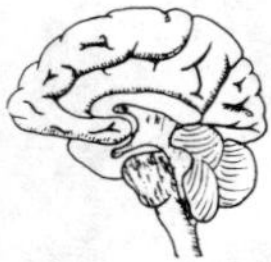

Bewußtsein: | **Reaktion auf Ansprache/Berührung, Pupillen**
- normal
- Störung
- Bewußtlosigkeit

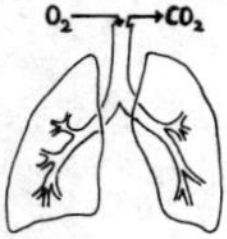

Atmung: | **Atembewegungen, Atemstoß, Zyanose**
- normal
- Störung
- Atemstillstand

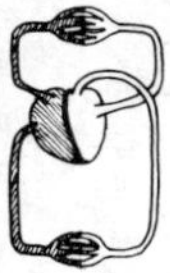

Kreislauf: | **Puls, Blutdruck, Schockzeichen**
- normal
- Störung
- Kreislaufstillstand

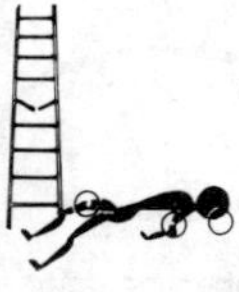

Verletzungen: | **Äußere, innere**
- keine
- möglich
- offensichtlich

Auf der Grundlage dieser Befunde ist die **Erstbehandlung** einzuleiten:

- **Rettung** s.S. 19
- **Lagerung** s.S. 21
- **Atemstörung, -stillstand** s.S. 25
- **Kreislaufstörung, -stillstand** s.S. 30
- **Verletzung** s.S. 38

Sind die Vitalfunktionen sichergestellt, erfolgt eine

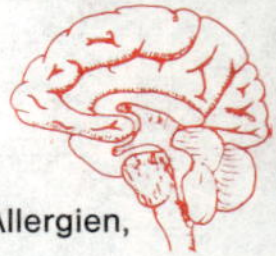

ERWEITERTE DIAGNOSTIK:

- *Vorgeschichte:* Erkrankungen, Operationen, Medikamente, Allergien, evtl. Schwangerschaft
- *unmittelbarer Verlauf:* (Haupt-)Beschwerden, Schmerzen, Angaben von Anwesenden, sonstige Umstände
- *körperliche Untersuchung:* allgemein, gezielt

Bewußtsein – Hirnfunktion:

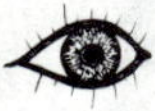

Reaktion auf Ansprache/ Berührung

- *normal*
- *verlangsamt*
- *vermindert*
- *fehlt*

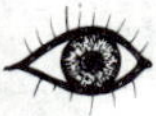

Reaktion auf Schmerzreize (dosieren)

- *gezielt*
- *ungezielt*
- *Beuge-Streckkrämpfe*
- *fehlt*

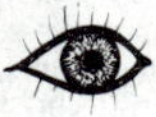

Krämpfe

- *keine*
- *seitenbetont*
- *generalisiert*

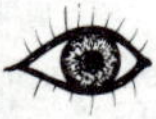

Reflexe (z.B. Pupille)

- *normal*
- *seitenungleich*
- *gestört*
- *fehlen*

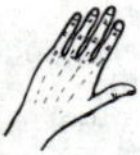

Lähmungen

- *keine*
- *einseitig*
- *beidseitig*
- *Para-Tetraplegie*

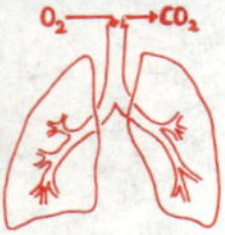

Atmung:

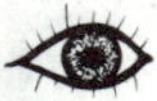

Atembewegungen

- *normal* – regelmäßig, tief
- *beschleunigt* – Gasaustauschstörung (Lunge)
- *vertieft* – Azidoseatmung (Coma diabeticum)
- *invers* – Atemwegsverlegung („Schaukeln“)
- *paradox* – Rippenserienfraktur, instabiler Thorax
- *unregelmäßig* – zentrale Atemstörung
- *abgeschwächt* – Totraumatmung
- *Schnappatmung* = Atemstillstand

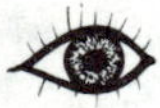

Haut-/Schleimhautaussehen

- *normal* – rosig
- *blau* Zyanose, O_2-Mangel, peripher-zent
- *blaß* – evtl. zusätzliche Kreislaufstörung und/oder Blutverlust

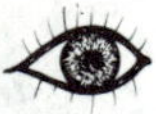

Auswurf:

- *normal* – wenig, dünnflüssig, hell
- *blutig* – Thoraxtrauma, Tumor, Infektion
- *schaumig, hellrot* – Lungenoedem
- *zähflüssig,*glasig* – Asthma bronchiale
- *dickflüssig, verfärbt* – Infektion

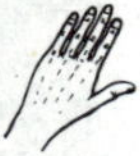

Atemstoß

- *normal* – warme Ausatemluft aus Mund und Nase
- *vermindert* – flache Atmung
- *fehlt* – Atemwegsverlegung bzw. Atemstillstand

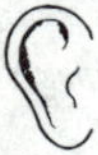

Atemgeräusche

- *normal* – leises Strömungsgeräusch
- *spastisch* – gepreßt, pfeifend (z.B. Asthma)
- *feines Rasseln* – leise (z.B. Lungenödem)
- *grobes Rasseln* – Schleim, Erbrochenes in Rachen und Trachea
- *schnarchend* – Atemwegsverlegung
- *ziehend-pfeifend* – bei der Einatmung (Kehlkopfenge)
- *völliges Fehlen* – Atemstillstand

Merke: Spezielle Situation: Patient mit Tracheostoma (s. S. 25)

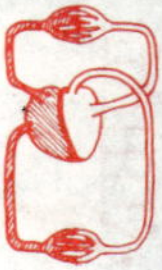

Herz-Kreislauf:

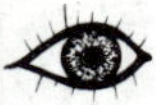

Haut-/Schleimhautaussehen

- *normal* – rosig, warm
- *blau* – Zyanose
- *blaß* – Durchblutungsstörung
- *kaltschweißig* – Schock
- *warm* – Fieber

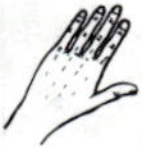

Hautturgor

- *normal* – glatt, spannungslos
- *Ödeme* – Herzinsuffizienz, Überwässerung
- *stehende Hautfalten* – Flüssigkeitsmangel

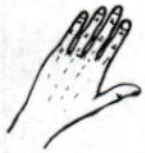

Puls

- *normal* – regelmäßig, gut tastbar, um 70/min
- *beschleunigt* – Fieber, Anstrengung
- *schlecht tastbar* – Schock
- *fehlend* – *peripher:* Zentralisation
  – *zentral:* Kreislaufstillstand
- *unregelmäßig* – Schädigung des Herzens

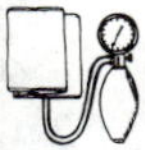

Blutdruckmessung

- *palpatorisch* – orientierend
- *mit Stethoskop* – genau

EKG

- *Frequenzbestimmung*
- *Rhythmusüberprüfung*
- *Infarktzeichen*
- *Differentialdiagnostik*
  - Kammerflimmern ⟷ Asystolie
  - Vorhof- ⟷ Kammertachycardie
  - Vorhof- ⟷ Kammerextrasystolie

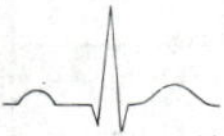

Merke: Eine korrekte Pulskontrolle muß folgende drei Fragen beantworten:

- *Frequenz* – z.B. 70 pro Min.
- *Tastbarkeit* – z.B. gut tastbar
- *Rhythmus* – z.B. regelmäßig

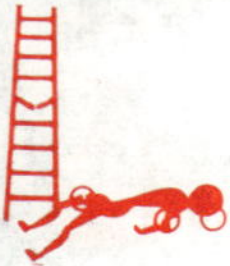

VERLETZUNGEN:

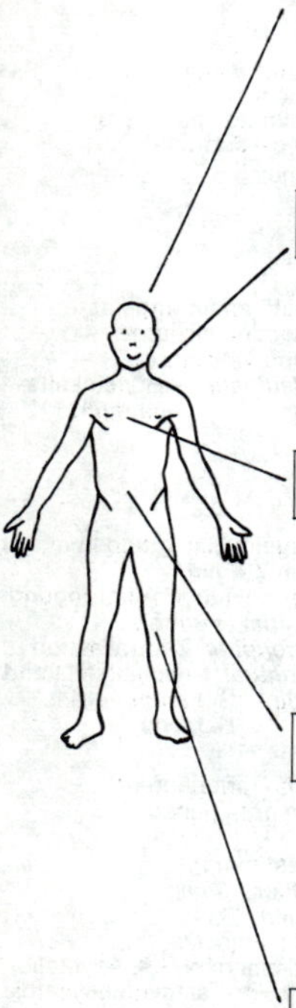

Schädel-Hirn s.S. 119	● *Bewußtseinslage?*
	● *Pupillen?*
	  ● Seitenunterschied?
	  ● eng-weit?
	● *Krämpfe?*
	  ● Beuge-Streck?
	● *Blutung* ● *Wunde*
	● *Schmerzen*

Wirbel-säule s.S. 125	● *Schmerzreaktion?* ● *Gefühlsstörungen?* ● *Abwehrbewegungen?* ● *Lähmungen?*

Thorax s.S. 127	● *Schmerz?*
	  ● atemabhängig?
	  ● beim Palpieren?
	● *Prellmarken?*
	● *Halsvenenstauung?*
	● *Atemgeräusch* einseitig fehlend?
	● *Blutung* ● *Wunde*
	● *Atemstörung?* ● *Kreislaufstörung?*

Abdomen s.S. 133	● *Schmerz?* ● *Abwehrspannung?* ● *Prellmarken?* ● Zunahme des Umfangs ● *Blutung* ● *Wunde*

Extremitäten s.S. 141	● *Knochenbrüche?*
	  ● abnorme Lage?
	  ● abnorme Beweglichkeit?
	  ● Reibegeräusche?
	  ● Knochen sichtbar?
	● *Blutung?* ● *Wunde?*
	● *Durchblutung?*
	● *aktive Beweglichkeit?*
	● *Gefühlsstörungen?*

GRUNDSÄTZE DER RETTUNG

Retten:	Befreien von Menschen (oder Tieren) aus Lebensgefahr, z.B. Rautekgriff.
Bei Verkehrs-unfällen:	● Rauchverbot ● Unfallstelle absichern ● Zündung ausschalten ● evtl. Autobatterie abklemmen ● evtl. Alarmierung von Feuerwehr/THW ● bei eingeklemmten Personen: Feuerlöscher bereit-stellen
Bei gasverseuch-ten Räumen:	● Eigengefährdung nicht unterschätzen ● Rauchverbot ● Keine Lichtschalter betätigen (Funkenbildung) ● Feuerwehr/Atemschutz ● Räume belüften
Bei Stromunfällen:	⟶ STROMKREIS UNTERBRECHEN *Niederspannungsunfall* (unter 1000 Volt) ● Gerät abschalten ● Netzstecker herausziehen ● Sicherung entfernen ● Isolierender Standort } RS *Hochspannungsunfälle* (über 1000 Volt) ● Freischalten ● vor Wiedereinschalten sichern ● Spannungsfreiheit feststellen ● Erden und Kurzschließen } Nur durch VDE-Fachmann (Feuerwehr) ● unter Spannung stehende Teile abschirmen
Nachalarmierung der Feuerwehr:	● Eingeklemmte Person ● Brandgefahr ● Gasverseuchte Räume ● Einsturzgefahr
Nachalarmierung der Polizei:	● Verkehrsunfall mit Verletzten, Toten ● (Verdacht auf) kriminelles Delikt ● Unklare Todesursache, unbekannte Leiche ● Gefahr im Verzuge

INDIKATION: NOTARZT

s.a. Notfallpatient S. 13

Folgende Situationen stellen eine

primäre (durch Rettungsleitstelle) bzw.
sekundäre (Nachalarmierung durch RS vor Ort)

Indikation für einen **Notarztruf** dar:

- Akute Bewußtseinsstörung, Bewußtlosigkeit
- Krampfanfall
- ausgeprägte Atemstörung
- Störung der Herz-Kreislauffunktion
- Schwerverletzter oder mehrere Leichtverletzte
- Eingeklemmter, verschütteter, abgestürzter Patient
- starke Blutung, Schocksymptomatik
- Ertrinkungsunfall
- Intoxikation
- großflächige Verbrennung, Verätzung
- sonstige unklare Situationen, in denen die Entwicklung einer akuten vitalen Gefährdung nicht ausgeschlossen werden kann

Merke:

- Respektieren Sie Ihre Grenzen.
- Gefährden Sie den Patienten nicht durch Selbstüberschätzung.
- Zeigen Sie sich stets verantwortungsbewußt.

SEKUNDÄRTRANSPORT

Indikation:

- Diagnostik, z.B. Computertomographie
- Operation, z.B. Neurochirurgie
- Intensivtherapie, z.B. Verbrennung, Dialyse

Vorbereitung:

- Abklärung der Indikation und Vorinformation des aufnehmenden Krankenhauses
- Vorbereitung des Fahrzeuges (Beatmung, Absaugung, EKG, Infusionen, Medikamente etc.)
- Information über Vorgeschichte und bisherige Behandlung
- Untersuchung des Patienten (Atmung, Herz-Kreislauf-System, spez.)
- großzügige Indikation zur Intubation, Beatmung, Narkose
- ausreichende venöse Zugänge (Fixierung)
- medikamentöse Vorbehandlung (Sedierung, Analgesie etc.)
- ggf. Magensonde, Blasenkatheter
- Übernahme von schriftlichen Unterlagen, Dokumentation

Durchführung:

- Lagerung
- Sauerstoffgabe, ggf. Beatmung
- ständige Atem-, Puls-, RR- und EKG-Überwachung
- Infusion, Medikamente

LAGERUNG BEI BEWUSSTLOSIGKEIT

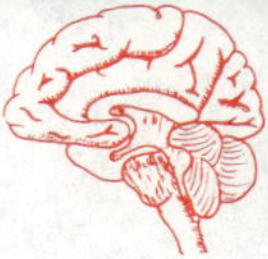

Voraussetzung: **Ausreichende Spontanatmung**

Stabile Seitenlage

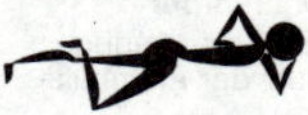

Ziel: Freihalten der Atemwege
Vermeidung von Aspiration

Zusätzlich bei:

Schädel-Hirn-Trauma

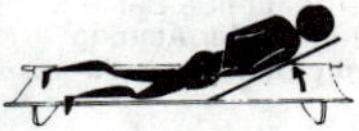

- Kopf nicht abknicken, Mittelstellung
- stabile Seitenlage mit erhöhtem Oberkörper
- Lagerung auf die nicht verletzte Seite

Ziel: Verbesserung des venösen Abflusses
Verminderung des Hirndruckes

Volumenmangelschock

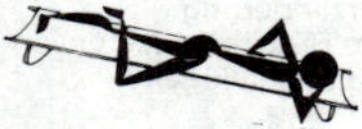

- stabile Seitenlage auf Trage
- Trage 15° – Kopf tief

Ziel: Freihalten der Atemwege
Verbesserter venöser Rückfluß

Thorax-Trauma

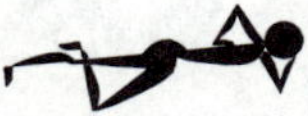

- stabile Seitenlage mit erhöhtem Oberkörper
- Lagerung auf die verletzte Seite

Ziel: Freihalten der Atemwege
Ruhigstellung, Schmerzlinderung
Bessere Belüftung des unverletzten Lungenflügels

Ausnahme:

Wirbelsäulen-Trauma

- Lagerung wie vorgefunden bzw. Umlagerung mit 4–5 Helfern unter – dosiertem – Zug am Kopf
- Kopf nicht überstrecken
- Freimachen der Atemwege durch vorsichtiges Anheben des Unterkiefers
- evtl. Intubation
- Flachlagerung auf vorgeformter Vakuummatratze
- ständige Überwachung

Ziel: Vermeidung weiterer Schäden
Ruhigstellung

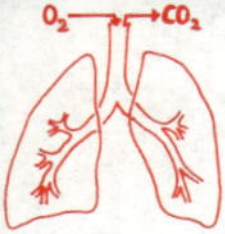

LAGERUNG BEI ATEMSTÖRUNG

Atemnot

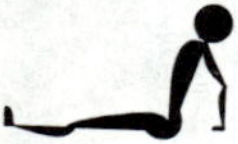

- Erhöhter Oberkörper

Ziel: Erleichterung der Atmung durch Einsatz der Atemhilfsmuskulatur

Lungenödem

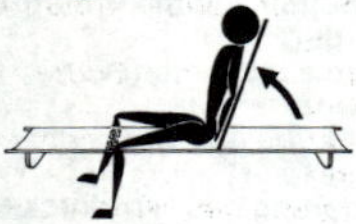

- Aufrecht sitzend
- Herunterhängende Beine

Ziel: Erleichterung der Atmung
Entlastung des Lungenkreislaufs

Thorax-Trauma

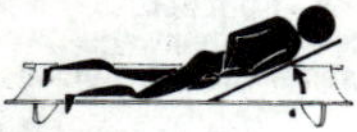

- Oberkörper erhöht
- Möglichst auf verletzte Seite

Ziel: Ruhigstellung
Schmerzlinderung
Bessere Belüftung des unverletzten Lungenflügels

LAGERUNG BEI HERZ-KREISLAUFSTÖRUNG

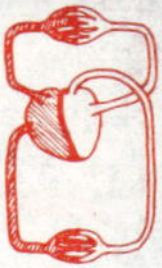

Volumenmangelschock

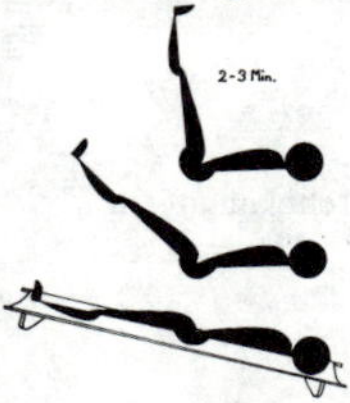

- Erhöhung der Beine
- Kopftieflagerung

Ziel: Verbesserung des venösen Rückflusses (Autotransfusion) Ausreichende Durchblutung der lebenswichtigen Organe

Cardiogener Schock

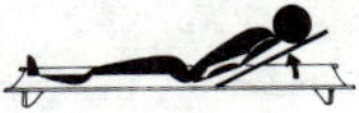

- Oberkörper erhöht

Ziel: Verminderung des venösen Rückflusses zum insuffizienten Herzen

Vena-Cava-Kompressions-Syndrom

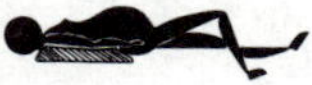

- Linkshalbseitenlagerung

Ziel: Schwangerer Uterus kann die untere Hohlvene nicht mehr abdrücken, dadurch unbehinderter venöser Rückfluß aus der unteren Körperhälfte

Akuter peripherer Arterienverschluß

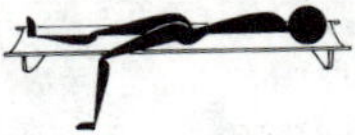

- Betroffene Extremität tieflagern

Ziel: Verbesserung des arteriellen Zuflusses (über Kollateralen)

Akuter peripherer Venenverschluß

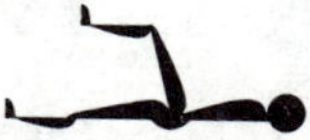

- Betroffene Extremität hochlagern

Ziel: Erleichterung des venösen Abflusses (über Kollateralen)

Hypertone Krise

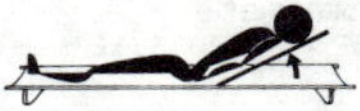

- Oberkörper erhöht

Ziel: Verminderung des arteriellen Zuflusses zum Gehirn

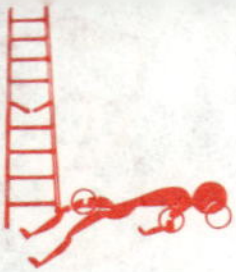

LAGERUNG BEI VERLETZUNG

Bei Bewußtlosigkeit: stabile Seitenlage (s.S. 21)

Bei erhaltenem Bewußtsein:

Schädel-Hirn-Trauma

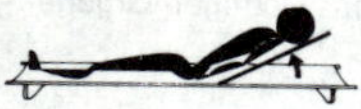

- Oberkörper erhöht
- Kopf in Mittelstellung

Ziel: Herabsetzung der Hirndurchblutung
Verminderung des Hirndrucks

Wirbelsäulen-Trauma

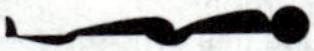

- Lagerung wie vorgefunden
- Umlagern mit 4–5 Helfern (evtl. Benutzung der Schaufeltrage)
- flach auf vorgeformter Vakuummatratze

Ziel: Ruhigstellung
Vermeidung weiterer Schäden

Thorax-Trauma

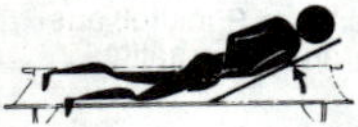

- Oberkörper erhöht
- Möglichst auf verletzte Seite

Ziel: Ruhigstellung
Schmerzlinderung
Bessere Belüftung des unverletzten Lungenflügels

Abdominal-Trauma

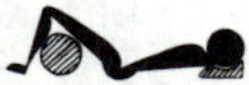

- Rückenlage
- angezogene Beine mit Knierolle
- Kopfpolster

Ziel: Entspannung der Bauchdecke
Schmerzlinderung

Extremitäten-Trauma

- Ruhigstellung
- Vakuummatratze
- ggf. Schocklagerung

Ziel: Blutstillung
Schmerzlinderung
Vermeidung weiterer Schäden

MASSNAHMEN BEI ATEMSTÖRUNGEN

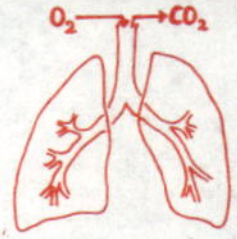

Lagerung:

- Asthma bronchiale

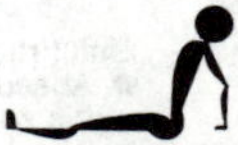

- Lungenödem

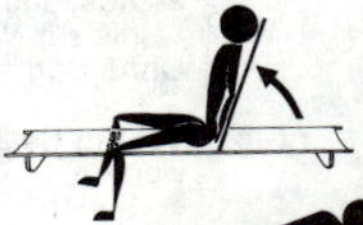

- Thorax-Trauma

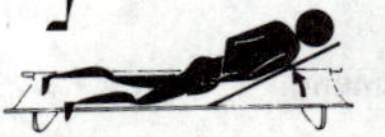

- Atemstillstand

Freimachen der Atemwege:

- Kopf überstrecken
- Ausräumen des Mund-Rachenraumes, z.B. manuell, Kornzange + Tupfer
- Fremdkörper evtl. mit Magillzange entfernen
- Vier Schläge zwischen Schulterblätter und/oder vier Brustkorb- und/oder Oberbauchstöße (Heimlich-Handgriff)
- Absaugen (Motorabsaugpumpe, Sauerstoffabsaugung, (Hand-/Fußabsaugpumpe, Babyabsauger)
- (Koniotomie)

Freihalten der Atemwege:

- Stabile Seitenlage
- Rachentubus (Guedel-, Wendl-Tubus)
- Intubation

Sauerstoffzufuhr:

- Nasensonde, Nasenbrille (4 l/min O_2)
- Beatmungsbeutel, Kreisteil (bis 100 % O_2)

Beatmung:

- Mund zu Mund oder Mund zu Nase
- Mund zu Mund + Nase
- Mund zu Rachentubus
- Beatmungsbeutel mit Atemmaske
- Beatmungsbeutel mit Endotrachealtubus
- Reservoirbeutel (10 l Sauerstoff/min)
- Kreisteil mit Atemmaske
- Kreisteil mit Endotrachealtubus
- PEEP-Beatmung (5 cm Wassersäule)

Merke: Bei Patienten mit Tracheostoma (Kanüle)

- Entfernen von Halstuch etc.
- ggf. Absaugen und/oder (Innen-)Kanüle entfernen
- ggf. beatmen: Atemspende (Mund-zu-Stoma) oder nach Intubation des Stomas mit dünnem Tubus (z.B. Ch 28)

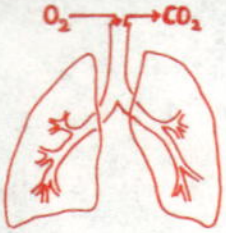

Absaugen: Einführtiefe des Katheters bei
- Absaugen über Mund ⟶ Länge vom Ohrläppchen bis zum Mundwinkel
- Absaugen über Nase ⟶ Länge vom Ohrläppchen bis zur Nasenspitze

Wichtig: Ohne Sog einführen.

Merke: Vor der Beatmung muß der Rachenraum freigemacht werden.
- Sonst Aspirationsgefahr!

Beatmung: *RICHTWERTE:*

	Frequenz/min.	Atemzugvolumen
Früh- und Neugeborenes	40–50	20– 35 ml
Kind 5 Jahre	20–25	150– 200 ml
Kind 10 Jahre	16–20	300– 400 ml
Jugendliche	14–16	300– 500 ml
Erwachsene	10–14	500–1000 ml

Gefahren Atemspende/Maskenbeatmung:
- Zu hoher Beatmungsdruck
- Aufblähung des Magens
- Auslösung von Erbrechen
- Aspiration
- Zerreißung der Lunge (bei Neugeborenen)
- Ungenügendes Atemvolumen

PEEP-Beatmung: (max. 5 cm Wassersäule) bei:
- Lungenödem
- Thorax-Trauma
- Ertrinken
- Aspiration
- O_2-Mangel
- CO-/Reizgasvergiftung

Vorsicht: Bei Volumenmangelzuständen (Behinderung des venösen Rückflusses durch den erhöhten Druck im Brustkorb) ist der ausreichende Volumenersatz und die Sicherstellung adäquater Kreislaufverhältnisse vorrangig, da ansonsten eine Verschlechterung statt einer Verbesserung durch die PEEP-Beatmung resultieren würde.

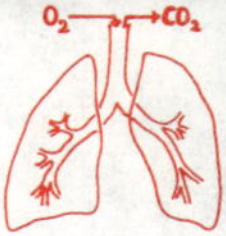

Intubation:

Indikation:
- Atemstillstand
- Aspirationsgefahr, z.B. bei Verletzungen des Gesichtsschädels, Schädel-Hirn-Trauma
- Ateminsuffizienz mit Schwierigkeiten der Beatmung, z.B. Thoraxtrauma
  Vorsicht: Spannungspneumothorax

Zubehör:
- Laryngoskop + Spatel
- Endotrachealtubus
- Blockerspritze
- Blockerklemme

} Notintubation

- Beatmungsbeutel
- Stethoskop
- Guedel-Tubus
- Fixierpflaster

evtl.
- Silikonspray
- Xylocaingel
- Führungsstab
- Magill-Zange
- Suction-booster

Medikamente:
- ggf. Vagusdämpfung ⟶ Atropin (0,5–1,0 mg)
- ggf. Sedierung ⟶ z. B. Valium® (5–20 mg)
- bzw. Narkoseeinleitung ⟶ z. B. Trapanal® (3–5 mg/kg KG)
- Keine Relaxierung zur Notintubation

Merke: Patient *zuerst* mit Sauerstoff versorgen (Maskenbeatmung), lagern (Kopfpolster) und dann in Ruhe unter den bestmöglichen Bedingungen intubieren.

Vorsicht: Bei Patienten mit Thoraxtrauma (Rippenfrakturen, Pleuraverletzung) muß unter Überdruckbeatmung mit der Entwicklung eines Spannungspneumothorax gerechnet werden.

Endotracheal-Tuben

Magill-Tuben:
Oxford-Tuben:

RICHTWERTE:

	Innen-durchmesser: in mm	Außen-durchmesser: in Ch
Frühgeborene	2,5	12
Neugeborene	3,0	14
6 Monate alt	3,5	16
12 Monate alt	4,0	18

(Klein-)Kinder: Alter + 18 = Tubusgröße in Ch

Merke:

Bis 10 Jahre ⟶ NICHT BLOCKEN!
(Gefahr der Schleimhautschädigung)

Frauen Männer	7,0 7,5 8,0 8,5 9,0	30 32 34 36 38

UMRECHNUNGSFORMEL:

(Ch – 2) : 4 = mm-Größe bzw.
(mm x 4) + 2 = Ch-Größe

Merke:

Blockung des Tubus individuell durchführen. Langsam blocken, bis der erforderliche Atemdruck gehalten wird, (Glucksen bei der Beatmung verschwindet).

Alternativ zu den leicht gebogenen, langen Magill-Tuben (Gefahr der einseitigen Beatmung nach Vorschieben in den rechten Hauptbronchus) eignen sich die abgewinkelten kurzen Oxford-Tuben (mit Führungsstab) für die Notfallmedizin (einfache, sichere Plazierung).

Grundsätzlich *keine* (primäre) naso-tracheale Intubation unter Notfallbedingungen im Rettungsdienst (langsamer, umständlicher, schwieriger, risikoreicher).

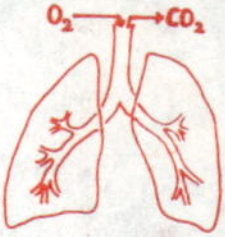

Mund-Rachen-Tuben:

Guedel-Tuben:

RICHTWERTE:

Frühgeborene	Größe 000
Säuglinge	Größe 00
Kleinkinder	Größe 0
Kinder	Größe 1
Jugendliche	Größe 2
Erwachsene (Frau)	Größe 3
Erwachsene (Mann)	Größe 4
Erwachsene groß	Größe 5

Gefahren:

- Reizung der Rachenhinterwand
- Auslösung von Erbrechen
- Verlegung der Atemwege durch falsch gewählte Tubusgröße

Nasen-Rachen-Tuben:

Wendl-Tuben:

RICHTWERTE:

Kinder	Größe 20–24
Jugendliche	Größe 26
Erwachsene (Frau)	Größe 28
Erwachsene (Mann)	Größe 30
Erwachsene groß	Größe 32

Vorteil:

- Kaum Reizung im Rachen
- wird vom (wachen) Patienten besser toleriert

Gefahr:

- Verletzung der Nasenschleimhaut, Blutung

Merke:

- Bei Transport eines Patienten in die Klinik stets Informationen über die aktuelle Medikation durch den Hausarzt besorgen (Medikamenteneinnahmeplan – Medikamentenpackungen mitnehmen).

MASSNAHMEN BEI HERZ-KREISLAUFSTÖRUNGEN

Lagerung:

- Volumenmangel

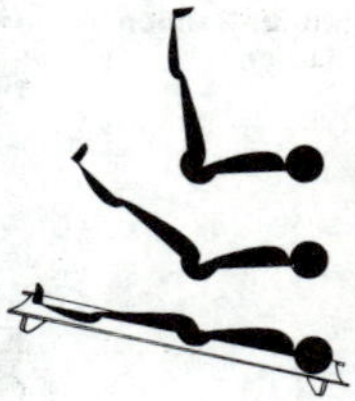

- Vena-cava-Syndrom

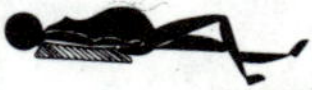

- Linksherzinsuffizienz
- Cardiogener Schock

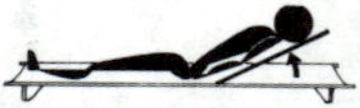

- Kreislaufstillstand

Blutstillung:

- Hochhalten der Extremität
- Abdrücken der zuführenden Arterie
- Aufpressen von sterilen Tupfern
- Druckverband
- Abbinden

Merke: Abbinden nur in den bekannten Ausnahmesituationen (z.B. nach Amputation).
Abbinder muß mindestens 5 cm breit sein.
Lösen der Abbindung erst in der Klinik.

Unblutiger Aderlaß:

Beim Lungenödem:

- an allen Extremitäten Druckmanschetten anlegen
- 3 Manschetten stauen, so daß Pulse noch tastbar bleiben
- alle 10 Minuten im Uhrzeigersinn wechseln

Punktion peripherer Venen:

- bei jedem Notfallpatienten
- zur Schonung rumpfnaher Venen möglichst herzfern
- Venen des Handrückens, ggf. des Unterarmes (oder der Ellenbeuge)
- Vena jugularis externa (Notarzt)

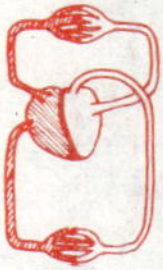

Zubehör:
- Venenverweilkanüle (z. B. Viggo®, Braunüle®)
- Desinfektionsspray
- Tupfer
- Venenstauer, z. B. Blutdruckmanschette
- Fixierpflaster
- Vorbereitete Infusion

Merke: Jeder Rettungssanitäter muß die Punktion peripherer Venen beherrschen.

Punktion zentraler Venen:
- wenn kein peripherer Zugang möglich ist
- evtl. bei der Reanimation
- wenn eine Abschätzung des zentralen Venendrucks erfolgen soll

Vorsicht: bei Patienten mit Herzschrittmacher

Zugangswege:
- Vena subclavia
- Vena jugularis interna
- Vena jugularis externa
- Vena basilica

(jeweils auf der rechten Körperseite günstiger)

Zubehör:
- Hohlvenenkatheter (z. B. Bard J-Cath®)
- 10-ml-Spritze mit NaCl 0,9 %
- Desinfektionsspray
- sterile Handschuhe
- sterile Kompressen
- Pflaster
- Vorbereitete Infusion

Merke: Die Punktion zentraler Venen ist eine rein ärztliche Maßnahme!

Infusionstherapie:
- *Elektrolytfreie Lösungen:* z. B. Glucose 5 % (Trägerlösung, Wasserersatz)
- *Vollelektrolytlösungen:* z. B. Ringer-Lactat (Ersatz von Wasser und Elektrolyten, Trägerlösung, Volumenersatz)
- *Volumenersatzmittel:* z. B. HÄS 200 (Kolloidaler Volumenersatz)
- *Korrigierende Lösungen:* z. B. Natriumbicarbonat – $NaHCO_3$ 8,4 % (Azidosepufferung)

s. Notfallmedikamente: S. 256, 250, 252

Merke: Dextran 60 – 6 %. Beim Erwachsenen: Maximal 1000–1500 ml infundieren: Gerinnungsstörungen!

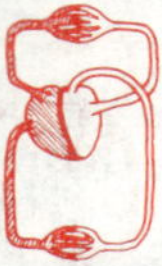

Präcordialer Faustschlag:

- nur bei beobachtetem Kreislaufstillstand (Monitor)
- innerhalb der ersten Minute
- Schlag aus 20–30 cm auf die Mitte des Brustbeines
- gleichzeitige Pulstastung
- nicht bei durch Sauerstoffmangel verursachtem Kreislaufstillstand
- nicht bei Kindern
- bei Mißerfolg unverzüglich mit der Reanimation beginnen

Defibrillation:

bei Kammerflattern/Kammerflimmern

- Elektroden mit ausreichend Gel versehen
- in der Herzachse aufsetzen
- Energie bei Erwachsenen 200 – max. 400 Wsec. bzw. Joule
- Gerät laden
- Energie abgeben
- ggf. wiederholen
- Sicherheitsvorschriften beachten
- ggf. Einsatz von Xylocain®, Suprarenin®, Kalium

Schrittmacher:

Externer Schrittmacher:

- Oesophaguselektrode
- Transthorakale Stimulation

Interner Schrittmacher:

- Transvenös über Katheter, welcher durch die Vena jugularis oder Vena subclavia und die obere Hohlvene in der rechten Herzkammer plaziert wird.

Typen:

- mit konstanter Frequenz stimulierend (z.B. 72/min)
- bei Bedarf (Bradycardie) zuschaltend (Demandschrittmacher)
- Vorhof- bzw. Kammer (gesteuerter) Schrittmacher

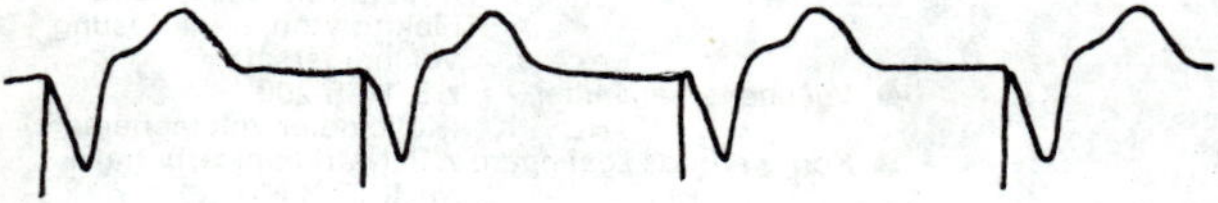

Merke: Weitere Informationen dem Schrittmacherpaß entnehmen (mit in die Klinik bringen).

CARDIO PULMONALE REANIMATION

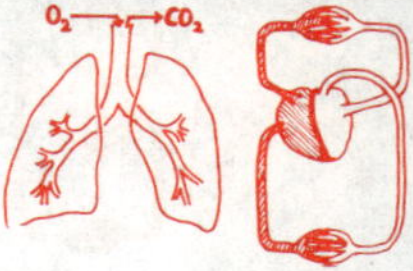

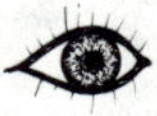

- Bewußtlosigkeit
- keine Atembewegungen
- Blauverfärbung der Haut, besonders an Lippen und Ohrläppchen sichtbar (evtl. Blässe)

Maßnahmen: → Lagerung
Freimachen der Atemwege
(Kontrolle Mund-Rachenraum)
(Überstrecken des Kopfes)

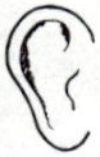

- keine Atemgeräusche
- kein Atemstoß

Diagnose: **Atemstillstand**

Maßnahmen: → 2 mal langsam beatmen, Ausatmung nach der ersten Beatmung abwarten

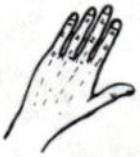

- beidseitig kein Karotispuls fühlbar

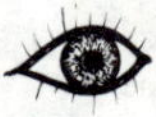

- (beidseitig weite, reaktionslose Pupillen)

Diagnose: **Kreislaufstillstand**

Maßnahmen: → Herzdruckmassage
(Arbeitsfrequenz: 80–100/min.)

Merke: Bei Beginn der Reanimationsmaßnahmen sollte die Uhrzeit registriert werden.

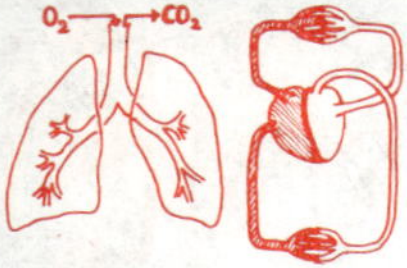

Lagerung:

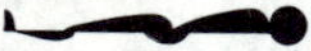

- Der Patient wird auf dem Rücken, auf harter Unterlage gelagert. Bei Kreislaufstillstand infolge eines Volumenmangels zusätzlich die Beine hochlagern.
- **Atemstillstand** ⟶ 2 x langsam beatmen, Ausatmung nach der ersten Beatmung abwarten

Einhelfermethode: (15:2)

- Karotispuls fehlt
- (Pupillen weit und reaktionslos)
- **Kreislaufstillstand** ⟶ 15 Herzdruckmassagen
- 2 x beatmen (s. o.)
- 15 Herzdruckmassagen
- 2 x beatmen (s. o.)
  usw.
- Wirkungskontrolle alle 1–2 Minuten

Zweihelfermethode: (5:1)

- Karotispuls fehlt
- (Pupillen weit und reaktionslos)
- **Kreislaufstillstand** ⟶
- Erster Helfer führt die Herzdruckmassage durch
- Zweiter Helfer beatmet nach jeder 5. Kompression in einer Pause von etwa 1 sec.
- Wirkungskontrolle alle 1–2 Minuten

Wichtig:

Die oben genannten Empfehlungen:
Einhelfermethode: 15 Herzdruckmassagen im Wechsel mit 2 Beatmungen und
Zweihelfermethode: 5 Herzdruckmassagen im Wechsel mit 1 Beatmung gelten *ausschließlich* für den *nicht-intubierten* Patienten.

Ist der Patient *endotracheal intubiert,* können Beatmung (12–15/min.) und Herzdruckmassage (60–80/min.) *unabhängig voneinander* durchgeführt werden.

Merke:

Wurde bei einem Patienten im Rahmen der Erstversorgung (über längere Zeit) eine Masken-Beutel-Beatmung bzw. Atemspende durchgeführt, sollte nach Abschluß der vordringlichen Wiederbelebungsmaßnahmen eine Magensonde gelegt werden (hochgedrängtes Zwerchfell bei Magenblähung).

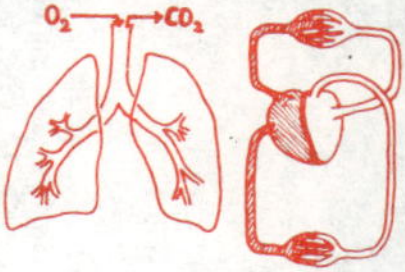

Druckpunkt:

● Säuglinge,	
● Kinder	unteres Drittel des Brustbeines
● Erwachsene	3-querfingerbreit oberhalb der Schwertfortsatzspitze

Herzdruck-massage (Erwachsene)

- Handballen aufsetzen
- Fingerspitzen abheben
- anderen Handballen auf das Grundgelenk der unteren Hand, Finger abheben
- Schulter über den Druckpunkt bringen
- Arme strecken
- Kompression (durch Gewichtsverlagerung) senkrecht auf den Druckpunkt, 4–5 cm komprimieren
- Druckphase + Entlastungsphase sind gleichlang (1:1)
- bei Entlastung die Handballen nicht vom Druckpunkt abheben

Merke:

Bei Säuglingen: Mit zwei Fingern (ca. 100/min)
Bei Kindern: Mit einer Hand (ca. 80/min)

Wirkungskontrolle:

- Heben des Brustkorbes bei jeder Beatmung
- Tastbarer (Karotis-, Femoralis-) Puls bei jeder Druckmassage
- Rosigwerden der Haut
- Engerwerden der Pupillen

Gefahren:

- Rippenfrakturen
- Brustbeinfrakturen
- Pneumo- und/oder Hämatothorax
- Leber- und Milzruptur
- Herzbeuteltamponade
- Erbrechen und Aspiration

Sondersituation:

Kreislaufstillstand in Anwesenheit der Helfer:
Pulslosigkeit + entsprechendes EKG-Monitorbild

- Präcordialer Faustschlag
  Erfolg? ggf. weitere präcordiale Faustschläge
- EKG-Monitorbild
  Kammerflimmern? ggf. elektrische Defibrillation (200 J)
  Asystolie? ggf. Adrenalin + Herzdruckmassage + Beatmung

REANIMATION MIT NOTARZT UND HILFSMITTELN

Diagnose: **Atemstillstand**
Kreislaufstillstand

Maßnahmen:

Lagerung → auf harter Unterlage (Beine anheben)

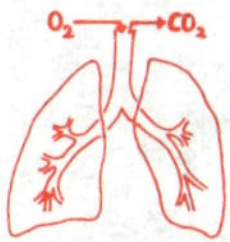

Freimachen
Freihalten → der Atemwege – Fremdkörper entfernen
Kopf überstrecken, Unterkiefer vorziehen

Beatmung → Beatmungsbeutel und -maske, 2 Beatmungen,
100 % Sauerstoff (10 l/min)
Reservoir anschließen

Herzdruckmassage → nach jeder 5. Massage: 1 x beatmen
(Zweihelfermethode)

Frühestmögliche EKG-Ableitung!

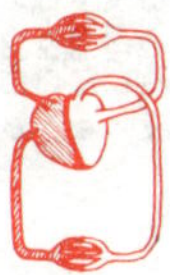

Kammerflimmern → Defibrillation

Vorbereitung → von Intubation und venösem Zugang

Intubation → durchführen, Tubus fixieren

venöser Zugang → peripher, evtl. zentral (V. jugularis externa)

EKG

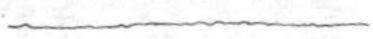

ASYSTOLIE

- **SUPRARENIN®**

1 ml + 9 ml NaCl 0,9 % in 10-ml-Spritze ergibt: 0,1 mg/ml

  Dosis: 0,5–1,0 mg

  Wenn kein Erfolg:
  Nach 3–4 min:
- **SUPRARENIN®**
  wiederholen
- **NATRIUM-BICARBONAT** 8,4 %
  Dosis: 1 ml/kg KG
  über 10 min
- **evtl. Schrittmacher**

ELEKTROMECHANISCHE ENTKOPPELUNG

- **SUPRARENIN®**

1 ml + 9 ml NaCl 0,9 % in 10-ml-Spritze ergibt: 0,1 mg/ml

  Dosis: 0,5–1,0 mg

  Wenn kein Erfolg:
  Nach 3–4 min:
- **SUPRARENIN®**
  wiederholen
- **NATRIUM-BICARBONAT** 8,4 %
  Dosis: 1 ml/kg KG
  über 10 min
- evtl. 10 % **CALCIUM**
  5–10 ml

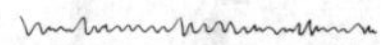

KAMMERFLIMMERN

- **DEFIBRIKATION**
  200 J (= Ws)
- evtl. wiederholen
- evtl. Energiedosis steigern
- **SUPRARENIN®**

1 ml + 9 ml NaCl 0,9 % in 10-ml-Spritze ergibt: 0,1 mg/ml

  Dosis: 0,5–1 mg
- evtl. **XYLOCAIN** 2 %

5 ml in 5-ml-Spritze ergibt: 20 mg/ml

  Dosis: 1 mg/kg KG
- evtl. **NATRIUM-BICARBONAT** 8,4 %
  Dosis: 1 ml/kg KG über 10 min
- evtl. **KALIUM** 7,45 %
  Dosis: 10–20 ml

Nach erfolgreicher Reanimation:
- Katecholamine z. B. Dopamin/Dobutrex® (10–20 mg/Std.)
- Steroide z. B. Fortecortin® (100 mg)

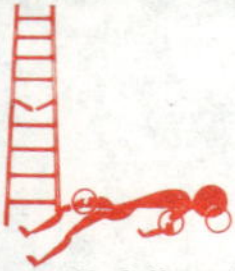

MASSNAHMEN BEI TRAUMATOLOGISCHEN NOTFÄLLEN

Unfallmechanismus: Erfragen, rekonstruieren, (Ergibt wichtige Hinweise auf mögliche Verletzungen)

Lagerung:

- Schädel-Hirn-Trauma

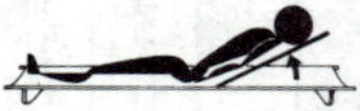

- Wirbelsäulen-Trauma

- Thorax-Trauma

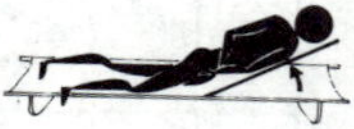

- Abdominal-Trauma

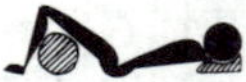

- Extremitäten-Trauma

Blutstillung:

- starke Blutungen sofort stillen
- Blutstillung vor Volumenersatz

Sicherung der Atemfunktion:

- s. Maßnahmen bei Atemstörungen S. 25

Sicherung der Herz-Kreislauf-funktion:

- s. Maßnahmen bei Herz-Kreislaufstörungen S. 30

Ruhigstellung von Frakturen:

- Kontrolle der peripheren Pulse an der verletzten Extremität
- Kontrolle auf Gefühlsstörungen (Nervenverletzung) an der betroffenen Extremität
- Kontrolle der aktiven Beweglichkeit
- Vorsichtiges Umlagern
- Unter Längszug (achsengerechte) Lagerung
- Reposition bei grober Fehlstellung zur Weichteil-entlastung, Verhinderung weiterer Schäden, Schmerzlinderung
- Auf Anweisung des Notarztes sollten: Handgelenk, Ellbogen, Knöchel, evtl. Schulter reponiert werden. Nicht dagegen: Knie und Hüfte.

Merke: Patient muß nüchtern bleiben (Eß-, Trink- und Rauchverbot).

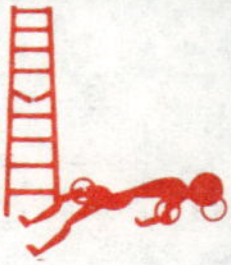

Möglichkeiten der Ruhigstellung:

- Schädelfraktur → Lagerung
- Schlüsselbein-,
- Schultergürtel-,
- Oberarmfraktur → Dreiecktücher (3) Vakuummatratze
- Unterarmfraktur → Luftkammerschiene (Kramerschiene) Dreiecktücher (2)
- Rippenfraktur → Lagerung
- Beckenfraktur → Lagerung Vakuummatratze
- Wirbelfraktur → Lagerung Vakuummatratze
- Oberschenkelfraktur → Vakuummatratze (Kramerschienen)
- Unterschenkelfraktur → Luftkammerschiene Vakuummatratze

Ziel:
- Verminderung des Blutverlustes
- Schmerzstillung
- Vermeidung weiterer Schäden

Wärmeerhaltung:
- Fahrzeug aufheizen, Türen schließen, Patient abtrocknen, Decken

Merke: Stets die beiden der Fraktur benachbarten Gelenke mit ruhigstellen.
Keine Luftkammerschienen bei offenen Frakturen (z. B. zur Beurteilung des Blutverlustes) – Vacuummatratze

Amputationsverletzung:
- Blutstillung → Hochlagerung des Amputationsstumpfes; Druckverband; ausnahmsweise: Abbindung
- Amputatversorgung → Einwickeln in trockenen, sterilen Verbandsmull; Replantatbeutel benutzen, Außenhülle mit Eiswasser füllen.

Merke: Amputat nicht direkt mit Eiswasser in Kontakt kommen lassen (Erfrierungsschäden).

NARKOSEEINLEITUNG

S.a. Intubation S. 27

Bei bewußtseinsklaren, z.B. polytraumatisierten oder eingeklemmten Patienten (– Rein ärztliche Maßnahme –).

Medikamente:

Verfahren A	Verfahren B
● Atropin ● *Ketanest®* ● Pantolax® ● Valium®	● Atropin ● *Trapanal®* oder *Hypnomidate®* ● Pantolax®

Vorgehen: (grob schematisch, bei Erwachsenen)

- sicherer venöser Zugang, Infusion
- Lagerung (soweit möglich) zum Aspirationsschutz
- bei Pulsfrequenz unter 60/min.
  ⟶ Atropin (0,5–1,0 mg)
- Ketanest (1–2 mg/kg KG), z.B. 100 mg = 10 ml

oder

- Trapanal® (3–5 mg/kg KG), z.B. 250 mg = 10 ml oder Hypnomidate® (0,15–0,25 mg/kg KG), z.B. 12–16 mg = 6–8 ml
- nach Einschlafen, zur Muskelrelaxierung Pantolax® (1–2 mg/kg KG), z.B. 100 mg = 5 ml
- Intubation und Beatmung, wenn möglich mit 50% O_2, 50% Lachgas (N_2O) (mind. 33% O_2)
- bei Ketanest®: Nachinjektion (Hälfte der Dosis) nach jeweils 5–10 min notwendig, evtl. zusätzlich Valium® (5–20 mg)

Merke:

- Ketanest®-Valium®-Narkose besonders günstig im Schock (keine Kreislaufdepression, Analgesie) und Patienten mit Asthma bronchiale (keine Atemwegsengstellung).
- Trapanal®-Norcuron®-Morphin-Narkose besonders günstig bei Patienten mit Schädel-Hirn-Trauma (gut steuerbar, Hirndrucksenkung)
- Kein Lachgas bei Schädel-Hirn-Trauma (Hirndruckanstieg)

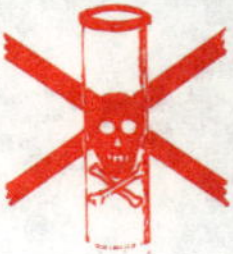

ALLGEMEINE MASSNAHMEN BEI VERGIFTUNGEN

Rettung: s.S. 19
Lagerung: s.S. 21
Sicherstellung der Atmung: s.S. 25
Sicherstellung der Herz-Kreislauffunktion: s.S. 30

Unterbrechung der Giftaufnahme:

- *bei Inhalation* (z.B. Silounfall, Brand) – *Rettung* aus dem verseuchten Raum (evtl. unter Atemschutz – Feuerwehr)
  Entzündungshemmung in den Atemwegen (z.B. Auxiloson®-Spray)
  ggf. Intubation und Beatmung

Vorsicht: Eigensicherung beachten

- *bei Aufnahme über Magen-Darm-Trakt* (z.B. Tabletten, Pflanzenschutzmittel, Alkohol) – *provoziertes Erbrechen* durch
  a) 2 Eßlöffel NaCl in 1 Glas Wasser (nur bei Erwachsenen)
  b) Orpec®-Sirup (1 ml/kg KG), reichlich nachtrinken lassen (3–5 ml/kg KG)

Vorsicht: Erbrechen *nicht* auslösen bei:

- Bewußtseinsstörung, Bewußtlosigkeit
- Schaumbildnern s.S. 197
- Säuren- oder Laugenverätzung 2.S. 199
- fettlöslichen Substanzen s.S. 195

- *fettlösliche Substanzen* ⟶
  - Hemmung der Giftaufnahme, durch *Bindung im Darm* an Paraffinoel

    Kinder bis 150 ml
    Erwachsene bis 250 ml *oral*

- *wasserlösliche Substanzen* ⟶
  - Hemmung der Giftaufnahme durch *Bindung im Darm* an medizinische Kohle (Kohle Pulvis®- 10–20 g)
  - provozierte Durchfälle (Sorbitlösung 40 %, z. B. Tutofusin S40®), bei Erwachsenen 125 ml über Magensonde bzw. Glaubersalz (0,5 g/kg KG) in 50–100 ml Wasser gelöst.

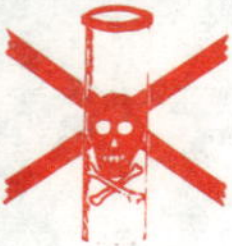

Magenspülung:
Bei Bewußtseinsstörung bzw. Bewußtlosigkeit
⟶ Magenspülung nur nach Intubation

- *Instrumente:*
  - Magenschlauch
  - Trichter
  - Klemme
  - 20 l lauwarmes Wasser, möglichst mit Roticlean®-Zusatz (1,5 ml/kg KG)
  - Auffangeimer
  - Geräte zur Intubation und Beatmung
  - Medikamente (Atropin, evtl. Valium®)

- *Vorgehen:*
  1. sicherer venöser Zugang, Infusion z.B. Ringer-Lactat
  2. Atropin (z.B. 0,5 mg)
  3. Bei Bewußtlosigkeit Intubation, evtl. Sedierung
  4. Einführen des Magenschlauchs in Links-Seitenlage
  5. Beißschutz
  6. Überprüfen der richtigen Lage (Stethoskop)
  7. Spülen mit mind. 20 l (jeweils 500–800 ml)
  8. Erste Spülflüssigkeit sicherstellen (Giftnachweis)
  9. Medizinische Kohle (Kohle Pulvis® 10–20 g)
  10. Magenschlauch abklemmen und herausziehen

Merke:

- Bei Intoxikationen in jedem Fall individuell entscheiden, ob bereits am Notfallort oder erst nach Ankunft im Krankenhaus eine Magenspülung durchgeführt wird!

- Zu empfehlen ist eine möglichst frühzeitige Magenspülung bei Vergiftungen mit Pflanzenschutzmitteln und Unkrautvernichtern.

- Keine Magenspülung – Magensonde bei Säuren-Laugen-Verätzungen (Perforationsgefahr).

- Einfuhrtiefe des Magenschlauches: etwa Abstand Nasenwurzel – Bauchnabel

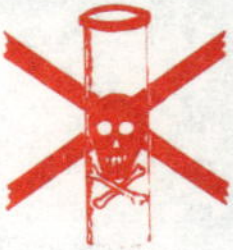

Hemmung der Gifteinwirkung:	● *Säure-Laugen-Verätzung* ⟶	*Verdünnung* mit Wasser: a) durch Übergießen oberflächlicher Hautschädigungen b) durch reichliches Trinkenlassen bei oraler Aufnahme

Merke: Unabhängig, ob es sich um eine Schädigung durch Säuren oder Laugen handelt, sollte stets nur reichlich frisches Wasser verwandt und nicht der Versuch einer Neutralisation unternommen werden.

	● *Schaumbildner* (z.B. Spül- und Waschmittel) ⟶	*Entschäumer* z.B. SAB-Simplex®: Kinder: 10–20 ml Erwachsene: bis 70 ml
Beschleunigte Giftausscheidung:	● z.B. *Medikamente* ⟶	Steigerung der *Nierenfunktion* durch a) ausreichende Volumenzufuhr (Ringer-Lactat) b) Lasix® (20–60 mg) c) Dopamin (in niedriger Dosierung)
	Ergänzende Maßnahmen:	● Beruhigung ● Sauerstoffgabe ● Wärmeerhaltung

Merke: Vor Transportbeginn unbedingt versuchen, die Ursache der Vergiftung zu klären. Tablettenröhrchen, Trinkgefäße und evtl. Erbrochenes zur weiteren Abklärung mitnehmen. Informationen über spezielle Vergiftungen: Feuerwehr bzw. Vergiftungszentrale (s.S. 288)!

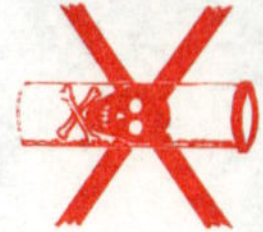

Gegengifte – Antidota

Substanz, Wirkung	Indikation:	Dosierung:
Atropinsulfat 10-ml-Ampulle = 100 mg Hemmung der Acetylcholin-wirkung am Parasympathikus	Acetylcholinesterase-Hemmstoff-Vergiftung Alkylphosphate-Pflanzen-schutzmittel, z.B. *E 605*®	1–2 mg/kg KG i.v. (z.B. Erwachsener: 5–15 ml). Je nach Schwere wieder-holen. Dann Toxogonin®, s.u.
Toxogonin® 1-ml-Ampulle = 250 mg Reaktivierung der Acetyl-cholinesterase	Acetylcholinesterase-Hemmstoff-Vergiftung nach der Gabe von Atropin	3–4 mg/kg KG i.m. (z.B. Erwachsener: 1 ml) oder langsam i.v.
4-DMAP 10-ml-Ampulle = 250 mg Wiederingangsetzung der inneren Atmung	bei schwerer Intoxikation (Bewußtlosigkeit) mit *Cyaniden*, z.B. Blausäure, Schwefelwasserstoff	3–4 mg/kg KG i.v. (z.B. Erwachsener: 10 ml). Dann Natriumthiosulfat, s.u.
Natriumthiosulfat 10-ml-Ampulle = 1000 mg Wiederingangsetzung der inneren Atmung	Cyanid-Vergiftung, z.B. Blausäure, Schwefel-wasserstoff evtl. erst nach 4-DMAP	50–100 mg/kg KG i.v. (z.B. Erwachsener: 30–70 ml)
Toluidinblau 10-ml-Ampulle = 400 mg Reaktiviert das Hämoglobin für den Sauerstofftransport	*Methämoglobin*bildner, z.B. Anilin, Chromate, Nitroverbindungen	2 mg/kg KG i.v. (z.B. Erwachsener: 5 ml)
Anticholium® 5-ml-Ampulle = 2 mg Zentraler Antagonist	*Atropin*-Vergiftung, Antidepressiva, Beruhi-gungsmittel	0,03 mg/kg KG i.v. (z.B. Erwachsener: 5 ml). Nicht bei Schlafmittel-vergiftungen.
Narcanti® 1-ml-Ampulle = 0,4 mg Opiat-Antagonist	*Opiat*-Vergiftung, z.B. Heroin, Morphium	0,01 mg/KG i.v. (z.B. Erwachsener: 0,2–0,4 mg) möglichst vorher verdünnen

Merke: Die evtl. mögliche Antidotbehandlung von Schwermetallvergiftungen (z.B. Arsen ⟶ BAL, Blei ⟶ Ca-EDTA) hat für die außerklinische Notfallmedizin keine Bedeutung.

Vergiftungen – Hilfssubstanzen

Substanz, Wirkung	Indikation	Dosierung
Roticlean® 100-ml-Flasche Polyäthylenglykoll Giftentfernung	Giftentfernung (fettlösliche Stoffe) von Haut und Schleimhaut, z.B. Magen, Auge	Der Magenspülflüssigkeit ca. 1,5 ml/kg KG zufügen, am Auge unverdünnt anwenden
Isogutt® 100-ml-Beutel Augenspülflüssigkeit	Augenspülung, z.B. bei Säuren-Laugen- Verätzung	ausgiebige Spülung mit unverdünnter Lösung
Glaubersalz Natriumsulfat 50-g-Beutel	Auslösung von Durchfällen	0,5 g/kg KG in Wasser gelöst, Erwachsene z.B. 30 g in 100 ml Wasser
Orpec-Sirup® 30-ml-Flasche Auslösung von Erbrechen	Vergiftung über Magen- Darm-Trakt. Nicht bei Bewußtlosigkeit.	ca. 1 ml/kg KG Viel nachtrinken lassen.
Auxiloson-Aerosol® 0,25 mg je Hub Lokale Entzündungs- hemmung	*Reizgas*inhalation Säure-Laugen-Schäden im Mund und Rachen	0,01 mg/kg KG alle 10 Min. (z.B. Erwachsener: 5 Hübe), (evtl. zusätzlich Steroide i.v. (z.B. Fortecortin® 40 mg)
Sab-Simplex® 30-ml-Flasche Entschäumer	Vergiftung mit *schaum- bildenden Substanzen,* z.B. Waschmittel	Kinder: 10–20 ml Erwachsener: 70 ml Nicht bei Bewußtlosigkeit
Paraffinoel 250-ml-Flasche Giftbindung im Darm	Vergiftung mit *fettlöslichen Stoffen,* z.B. Kohlenwasser- stoffe, Benzin	3 ml/kg KG (z.B. Erwachsener: 200 ml), evtl. über Magenschlauch
Kohle Pulvis® 10-g-Becher Medizinische Kohle	Vergiftung mit *wasserlös- lichen Stoffen,* z.B. Tabletten	250–500 mg/kg KG (z.B. Erwachsener: 10–20 g) in 80–160 ml Wasser, evtl. über Magenschlauch

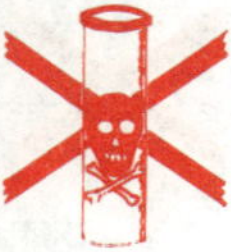

GIFTBISSE – GIFTSTICHE
Schlangen, Spinnen, Skorpione, Fluginsekten etc.

● Neben der örtlichen Schädigung kann es, je nach Gifttyp, zu Störungen der Nervenfunktion (Lähmungen), Zerfall der (roten) Blutkörperchen und/oder Gerinnungsstörungen kommen. Jedoch besteht nur in Ausnahmefällen unmittelbare Lebensgefahr.

Angaben:

- *„Unfall"-Ereignis, Schmerzen,* Sehstörungen, Übelkeit, Kribbeln im Mundbereich und den Extremitäten

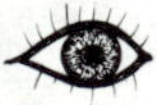

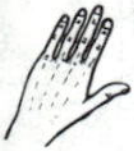

- *Schwellung*
- *Bluterguß*
- evtl. Muskelzucken

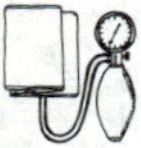

- evtl. Muskelschwäche
- evtl. Blutdruckabfall

Maßnahmen:
RS:

- Beruhigung

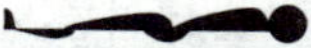

- Lagerung ⟶

- Freimachen – Freihalten der Atemwege
- Sauerstoffgabe, ggf. Beatmung
- Ruhigstellung der betroffenen Körperregion (in Herzhöhe)
- evtl. venöse Stauung anlegen
- Wärmeerhaltung
- ständige Atem-, Puls-, RR- und EKG-Überwachung
- venöser Zugang – Ringer-Lactat-Infusion

NA:

- körperliche und neurologische Untersuchung
- Medikamente:
  - ggf. Volumenersatz ⟶ z.B. HÄS 200 (500–1000 ml)
  - Schmerzbekämpfung ⟶ z.B. Morphin (5–10 mg)
  - Sedierung ⟶ z.B. Valium® (5–10 mg)
  - Entzündungshemmung ⟶ z.B. Fortecortin® (40 mg)
  - (Schlangengiftserum) ⟶ z.B. Polyvalent Europa (20–60 ml)

Merke:

Spezielle Informationen und Schlangengiftsera:
Behringwerke, 6230 Frankfurt/Main, Tel. 0 69 / 3 05 56 00

ANREGUNGEN ZUM BESSEREN UMGANG MIT PATIENTEN:

- Ihr *Auftreten* soll *ruhig, höflich* und gezielt sein.
- *Sprechen* Sie den *Patienten mit* seinem *„Namen“* und per *„Sie“* an.
- Stellen Sie sich dem Patienten vor.
- *Erkundigen* Sie sich *ruhig* und *sachlich* über die Beschwerden des Patienten.
- *Unter- und übertreiben Sie nie* bei der Beantwortung von Fragen des Patienten.
- Äußern Sie *keine vagen Vermutungen* über Diagnose und weitere Therapie.
- Versuchen Sie ein *Vertrauensverhältnis* aufzubauen.
- Versuchen Sie, dem Patienten seine Situation durch *mitfühlendes Erklären* zu erleichtern. *Versetzen Sie sich in seine Lage,* dann werden Sie die richtigen Worte finden.
- *Belasten Sie* den Patienten *nicht mit* Ihrem *Mitleid,* sondern verwandeln Sie es in engagiertes Helfen.
- *Respektieren* Sie das *Selbstbestimmungsrecht* des Patienten, überzeugen Sie ihn durch Aufklärung von der Notwendigkeit Ihrer Maßnahmen.
- Versuchen Sie, *psychische Problempatienten* durch *überzeugendes Erklären* zum Mitkommen zu bewegen.
- Lassen Sie sich *nicht durch Aggressionen und Beleidigungen* zu unüberlegten Äußerungen oder Taten *hinreißen.*
  Reden und handeln Sie ruhig und sachlich weiter.
- *Schreien Sie niemals.*
- Versuchen Sie, *störende Einflüsse auszuschalten* (z.B. die aufgeregte Ehefrau um das Verlassen des Raumes bitten).
- Verteilen Sie *an störende Personen* (Schein-) *Aufträge* (z.B. Personalien aufschreiben, Unfallstelle absichern usw.).
- *Vermeiden* Sie *Diskussionen* zwischen den Helfern.
- *Beschränken* Sie *Anweisungen* auf das Nötigste.

- *Vergessen Sie den Patienten* und seine Situation *nie,* auch wenn Sie von seinen Symptomen oder von Ihrem Tun fasziniert sind.

- Der *Patient hat Angst. Erklären Sie* Ihre Maßnahmen und das Ziel, das Sie damit erreichen wollen (z.B. Verband, Lagerung, Infusion usw.).

- *Überdenken* Sie genau, ob *zur Einweisung* in eine Psychiatrische Klinik *Zwang* benötigt wird.

- *Sagen* Sie dem Patienten (und seinen Angehörigen), in *welches Krankenhaus* (Abteilung) der Transport führt (Telefonnummer angeben).

Merke: Bei der Versorgung von (bewußtlosen) Patienten unnötige Äußerungen vermeiden, da diese auch bei anscheinend tiefer Bewußtlosigkeit wahrgenommen werden können.

NOTFÄLLE – Bewußtsein

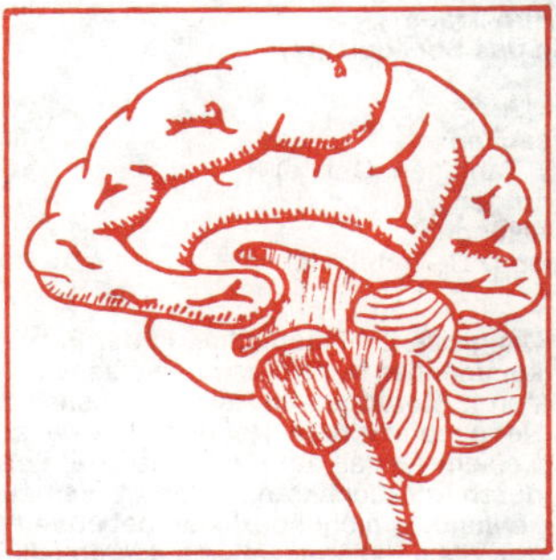

- **Akute Bewußtseinsstörung** Seite 50
- **Unklare Bewußtlosigkeit** Seite 51
- **Schlaganfall** Seite 53
- **Hypoglykämischer Schock** Seite 55
- **Differentialdiagnose** Seite 57
- **Koma diabeticum** Seite 59
- **Epileptischer Anfall** Seite 61
- **Akuter Erregungszustand** Seite 63

Siehe auch:

- **Erstuntersuchung** Seite 14
- **Allgemeine Maßnahmen** Seite 21
- **Vasovagale Synkope** Seite 97
- **Schädel-Hirn-Trauma** Seite 119
- **Blutung in das Schädelinnere** Seite 121
- **Vergiftungen** Seite 41 + 173

AKUTE BEWUSSTSEINSSTÖRUNG

Zunächst folgende **Ursachen** ausschließen:

Atemstörungen	s.S. 65
Herz-Kreislaufstörungen	s.S. 73
Schädel-Hirn-Trauma	s.S. 119
Blutung in das Schädelinnere	s.S. 121

Weitere häufige Ursachen:

● **Vergiftungen** (z.B. Tabletten, Opiate)	s.S. 173
● **Stoffwechselstörungen** (z.B. Zuckerentgleisungen)	s.S. 55
● **zentrale Störungen** (z.B. Apoplexie)	s.S. 53

Merke: Die große Zahl möglicher, in der Praxis aber selten vorkommender Notfälle mit Bewußtseinsveränderungen durch Störungen im Hormonhaushalt der Schilddrüse, Nebenschilddrüse, Nebenniere usw. sowie durch (teilweisen) Ausfall der Funktionen der Leber und Niere sowie durch Infektionskrankheiten werden außerhalb des Krankenhauses nicht spezifisch behandelt (Aufrechterhaltung der Vitalfunktionen, allgemeine notfallmedizinische Maßnahmen s.S. 51)

SCHEMA ZUR BEURTEILUNG EINER BEWUSSTLOSIGKEIT
Glasgow-Coma-Scale

Augen öffnen:	spontan	4 Punkte
	auf Ansprache	3 Punkte
	auf Schmerzreiz	2 Punkte
	überhaupt nicht	1 Punkt
Worte:	spricht orientiert Kinder: verständlich	5 Punkte
	verwirrt	4 Punkte
	einzelne Worte	3 Punkte
	unverständliche Laute Kinder: nur Schreien	2 Punkte
	keine	1 Punkt
Bewegungen:	befolgt Anweisungen	6 Punkte
	gezielte Schmerzreaktion	5 Punkte
	ungezielte Schmerzreaktion	4 Punkte
	Beugemechanismus	3 Punkte
	Streckmechanismen	2 Punkte
	keine	1 Punkt
Beurteilung:	Summe der erreichten Punkte	

UNKLARE BEWUSSTLOSIGKEIT

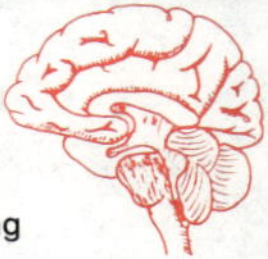

s.a. Erstuntersuchung S. 14 Schema zur Beurteilung der Bewußtseinslage S. 118

Angaben:
- Vorgeschichte, Fremdangaben, Entwicklung 14,

- evtl. Krämpfe

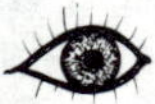

- Pupillenstörungen (evtl. einseitig)
- Zyanose, Blässe
- abnormer Atemtyp (z.B. Kußmaul-, Cheyne-Stokes-, Biotsche Atmung)
- evtl. Einstiche (Heroin)

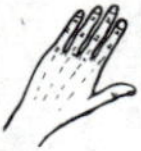

- Puls evtl. tachycard, bradycard, arrhythmisch
- evtl. Lähmungen
- evtl. Nackensteifigkeit
- evtl. stehende Hautfalten (Flüssigkeitsmangel)

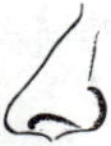

- Geruch (z.B. Azeton, Urin, Gifte)

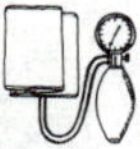

- Blutdruckabfall
- Blutzuckerteststreifen (Hypo-Hyperglykämie)
- evtl. Temperaturanstieg

Maßnahmen:
RS:
- Lagerung 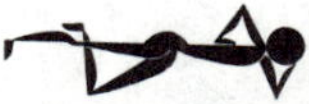
- Freimachen – Freihalten der Atemwege
- Sauerstoffgabe, ggf. Beatmung
- Wärmeerhaltung
- ständige Atem-, Puls- und RR-Überwachung
- venöser Zugang – Ringer-Lactat-Infusion

NA:
- Körperliche und neurologische Untersuchung
- großzügige Indikation zur Intubation und Beatmung
- Medikamente:
  - Hirnödemprophylaxe ——▶ z.B. Fortecortin® (100 mg)
  - ggf. Zuckergabe ——▶ z.B. Glucose 40% (20-50 ml)
  - evtl. Ausschwemmung ——▶ z.B. Lasix® (20-40 mg)

Merke:
- Bei allen unklaren Bewußtlosigkeiten gezielt nach Tablettenröhrchen, Spritzen, etc. suchen.
- Grundsätzlich bei jedem Bewußtlosen eine Blutzuckerbestimmung (Teststreifen) durchführen.

RAUM FÜR PERSÖNLICHE ERGÄNZUNGEN:

SCHLAGANFALL – APOPLEKTISCHER INSULT:

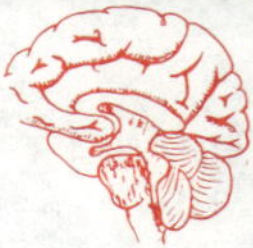

- Durch Thrombose, Embolie oder Blutung bedingte Störung umschriebener Gehirnbezirke.

Angaben:

- *Plötzlich* auftretende, einseitige Bewegungsstörungen, evtl. Hypertonie bekannt, evtl. Kopfschmerzen

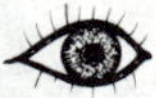

- evtl. Bewußtseinsstörung bis Bewußtlosigkeit
- hängender Mundwinkel
- *Bewegungsunfähigkeit einer Körperseite*
- Patient „blickt" seinen Herd an

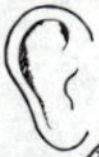

- Sprachstörungen

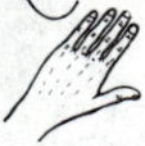

- Puls bradycard, evtl. arrhythmisch
- Händedruckprobe – einseitig vermindert/aufgehoben
- evtl. Nackensteifigkeit

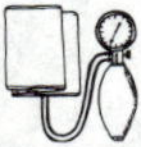

- Blutdruck: Hyperton oder Hypoton

Maßnahmen:
RS:

- Beruhigung
- Lagerung
  - Hypertonie ⟶
  - Hypotonie ⟶
  - Bewußtlosigkeit ⟶

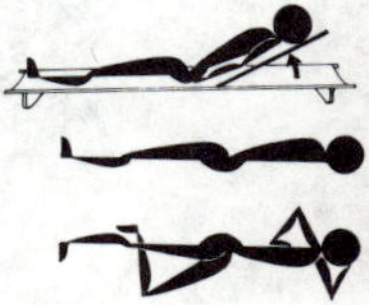

- Freimachen – Freihalten der Atemwege
- Sauerstoffgabe, ggf. Beatmung
- Wärmeerhaltung
- ständige Atem-, Puls- und RR-Überwachung
- venöser Zugang – Ringer-Lactat-Infusion

NA:

- Körperliche und neurologische Untersuchung
- evtl. Intubation + Beatmung
- Medikamente
  - Sedierung ⟶ z.B. Valium® (5–10 mg)
  - Blutdrucksenkung ⟶ z.B. Adalat® (1–2 Kapseln)
  - Blutdrucksteigerung ⟶ z.B. Akrinor® (0,5-1 ml)
  - Hirnödemprophylaxe ⟶ z.B. Fortecortin® (100 mg)

Merke:

- Bei Lähmungen: ⟶ Lagerung und venöser Zugang immer auf nicht-betroffener Körperseite.
- Einen Krankheitszustand, der einem Schlaganfall gleicht, sich aber innerhalb kurzer Zeit (völlig) zurückbildet, bezeichnet man als Transistorisch ischämische Attacke (TiA), Ursache ist eine vorübergehende Durchblutungsstörung einzelner Gehirnabschnitte.
  Die Maßnahmen entsprechen denen beim Schlaganfall.

RAUM FÜR PERSÖNLICHE ERGÄNZUNGEN:

HYPOGLYKÄMISCHER „SCHOCK“

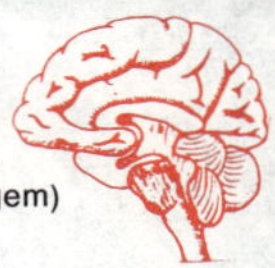

S.a. Krampfanfall S. 61, 169.

- Plötzlich auftretende Bewußtlosigkeit, meist bei (insulinpflichtigem) Diabetes oder Alkoholismus

Angaben:

- Hungergefühl, Bauchschmerzen, Kopfschmerzen Schwächegefühl
- *Unruhe*
- *Bewußtseinsstörung* bis Bewußtlosigkeit
- Zittern
- evtl. Krämpfe

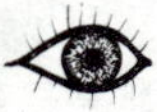

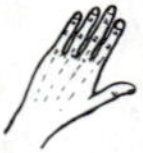

- Puls, tachycard
- Schwitzen

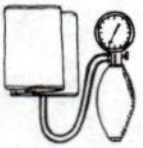

- Blutdruck normal bis erhöht
- *Blutzuckerteststreifen:* Werte *unter 45 mg*/dl

Maßnahmen:

RS:

- Beruhigung
- Lagerung ——▶

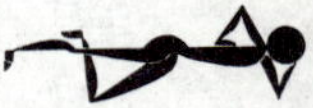

- Freimachen – Freihalten der Atemwege
- Sauerstoffgabe, ggf. Beatmung
- wenn ansprechbar: orale Zuckerzufuhr
- Wärmeerhaltung
- Ständige Atem-, Puls- und RR-Überwachung
- venöser Zugang, – Glucoseinfusion (z.B. 5–8 Ampullen Glucose 40% in 500 ml Ringer-Lactat)

NA:

- körperliche und neurologische Untersuchung
- Medikamente
  - Zuckerzufuhr ——▶ Glucose 40% (30–80 ml) unter laufender Infusion, evtl. wiederholen

Merke:

- Wegen der Gefahr von Hirnschädigungen durch längerdauernde Hypoglykämien ist frühestmöglich Glucose zuzuführen.
- In jedem Fall anschließende klinische Abklärung.
- Sondersituation: Patient mit – tragbarer, implantierter – Insulinpumpe

RAUM FÜR PERSÖNLICHE ERGÄNZUNGEN:

DIFFERENTIALDIAGNOSE

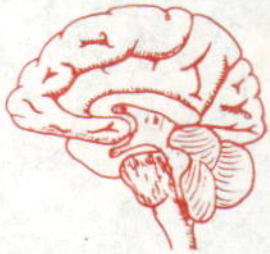

Hypoglykämischer Schock		Koma diabeticum
plötzlich (Stunden) ◄	**Entwicklung**	► langsam (Tage)
feucht ◄	**Haut/Zunge**	► trocken
normal tief, schnell ◄	**Atmung**	► tief (Kußmaulsche Atmung)
Tachycardie ◄	**Puls**	► Tachycardie
normal bis erhöht ◄	**Blutdruck**	► normal bis erniedrigt
Unruhe, Zittern, Somnolenz ◄	**Allgemeinzustand**	► somnolent bis komatös
nein ◄	**Durstgefühl**	► ja
normal ◄	**Ausatemluft**	► Azetongeruch
erniedrigt (unter 45 mg/dl) ◄	**Blutzucker**	► hoch (über 400 mg/dl)

RAUM FÜR PERSÖNLICHE ERGÄNZUNGEN:

KOMA DIABETICUM

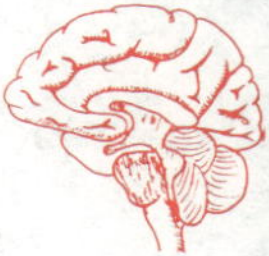

- *Langsam* einsetzende Bewußtseinstrübung mit Anstieg des Blutzuckers bei (meist bekannter) Zuckerkrankheit. Die Entwicklung geht über Stunden bis Tage.

Angaben:

- Durst, vermehrtes Wasserlassen, häufig Bauchschmerzen

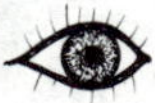

- *Bewußtseinsstörung* bis Bewußtlosigkeit
- Kußmaulsche Atmung
- trockene Haut und Schleimhäute

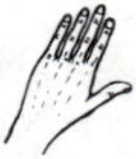

- Puls tachycard
- herabgesetzter Hautturgor

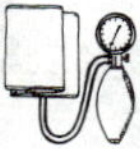

- Blutdruck normal bis erniedrigt
- *Blutzucker*streifen: Werte *über 400 mg/dl*

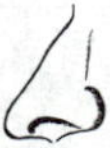

- evtl. Azetongeruch (wie Nagellackentferner) in der Ausatemluft

Maßnahmen:

RS:

- Lagerung

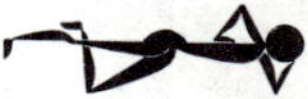

- Freimachen – Freihalten der Atemwege
- Sauerstoffgabe, ggf. Beatmung
- Wärmeerhaltung
- Ständige Atem-, Puls und RR-Überwachung
- venöser Zugang – zügige Ringer-Lactat-Infusion (bei elektrolytarmen Lösungen: Gefahr des Hirnödems)

NA:

- körperliche und neurologische Untersuchung
- ausreichende Kreislaufauffüllung
  ggf. Volumenersatz ——► z.B. HAS 200 (500–1000 ml)
  + Ringer-Lactat

Merke:

Wegen der Gefahr der Überkorrektur sowie der Hypokaliämie außerklinisch

- keine Azidosekorrektur ($NaHCO_3$)
- keine Insulingabe

Stehen (ausnahmsweise) keine Blutzuckerteststreifen zur Verfügung, so können zur Diagnostik (Abgrenzung der Hypoglykämie) 0,5 ml/kg KG z.B. (30–50 ml) Glucose 40% gegeben werden.

RAUM FÜR PERSÖNLICHE ERGÄNZUNGEN:

EPILEPTISCHER ANFALL

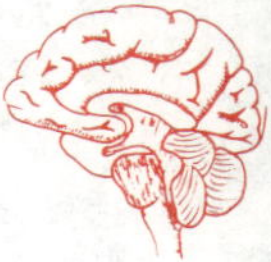

- Kurzdauernde Bewußtlosigkeit mit Krämpfen

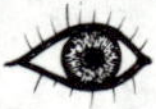

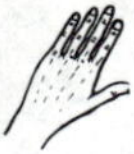

- Plötzliches *Hinstürzen,* Schrei
- Bewußtlosigkeit
- weite, lichtstarre Pupillen
- ca. 10–30 Sekunden tonischer *Krampf* mit Atemstillstand
- Zyanose
- Puls tachycard

Dann:

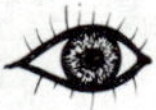

- ca. 1–3 Min. klonische *Zuckungen*
- evtl. Zungenbiß
- evtl. Schaum vor dem Mund
- evtl. Einnässen

Nach dem Anfall:

- Benommenheit
- Desorientiert
- meist Nachschlaf

Maßnahmen:
RS:

- Lagerung ⟶

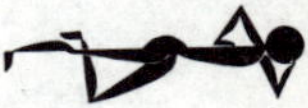

- Schutz vor Verletzung
- Beißschutz
- Beruhigung
- Freimachen – Freihalten der Atemwege
- Sauerstoffgabe, ggf. Beatmung
- Wärmeerhaltung
- Ständige Atem-, Puls- und RR-Überwachung
- venöser Zugang – Ringer-Lactat-Infusion

NA:

- Körperliche und neurologische Untersuchung
- Medikamente:
  - Krampfdurchbrechung ⟶ z.B. Valium® (20-60 mg)
- Bei Status epilepticus
  - Narkoseeinleitung ⟶ z.B. Trapanal® (3-5 mg/kg KG)
  - Intubation – Beatmung
  - Hirnödemprophylaxe ⟶ z.B. Fortecortin® (100 mg)

Merke:

- Während der einfache epileptische Anfall meist keiner medikamentösen Behandlung bedarf, muß ein Status epilepticus (= Atemstillstand) durchbrochen werden (ggf. Narkoseeinleitung).

RAUM FÜR PERSÖNLICHE ERGÄNZUNGEN:

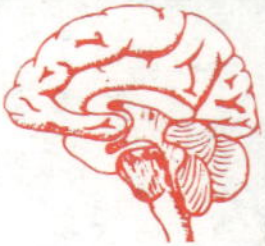

AKUTER ERREGUNGSZUSTAND

- In Zusammenhang mit psychiatrischen Erkrankungen, Medikamenteneinwirkung, Suchtmitteln (Drogen, Alkohol)

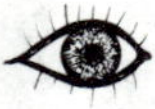

- *Unruhe bis zur Tobsucht*
- evtl. Euphorie
- evtl. Verwirrtheit
- Pupillenveränderungen

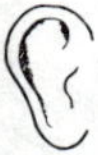

- Sprachveränderung

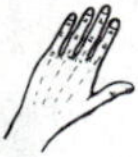

- Puls tachycard, evtl. arrhythmisch

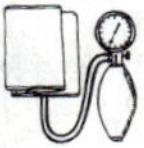

- Blutdruckanstieg
- evtl. Blutzuckerteststreifen

Maßnahmen:

RS:

- Patient in Gespräch verwickeln
- Ablenken
- Beruhigung
- Überwachung von Atmung und Kreislauf

NA:

- Gespräch führen
- körperliche und neurologische Untersuchung
- venöser Zugang – Ringer-Lactat-Infusion
- Medikamente:
  - Blutzucker erhöhung ——► z.B. Glucose 40% (30-50 ml)
  - Sedierung ——► z.B. Valium® (10–20 mg)
Psyquil® (5–20 mg)
Dämpfung ——► z.B. Haldol® (5–10 mg)
  - ggf. Einweisung in stationäre psychiatrische Behandlung

Merke:

- Es besteht bei diesen Patienten stets die Gefahr gewalttätiger Handlungen gegen sich (Suizid) als auch gegen die Umwelt.
- Neben dem „klassischen" Drogennotfall durch Opiate (Morphium, Heroin, s.S. 189) können Rauschmittelvergiftungen durch Kokain, Haschisch, Marihuana, LSD, Amphetamine, Lösungsmittel u. ä. bzw. ihrer Kombination und/oder zusätzlichem Alkohol-Tabletten-Genuß bedingt sein.

NOTFÄLLE – Atmung

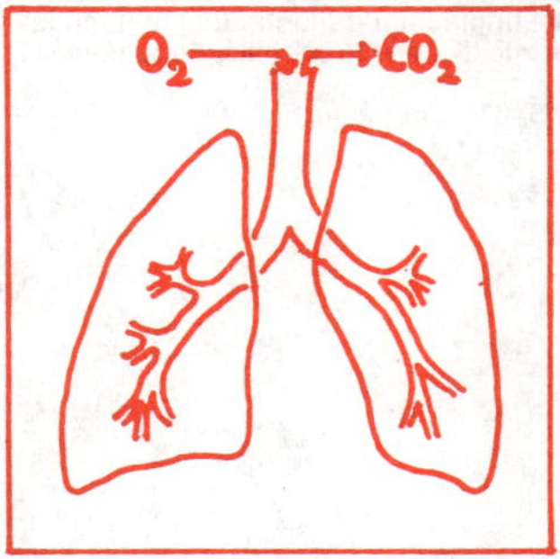

- **Bluthusten, Hämoptoe** Seite 66
- **Aspiration** Seite 67
- **Asthma bronchiale** Seite 69
- **Hyperventilationstetanie** Seite 71

Siehe auch:

- **Erstuntersuchung** Seite 14
- **Allgemeine Maßnahmen** Seite 25
- **Linksherzinsuffizienz, Lungenödem** Seite 85
- **Lungenembolie** Seite 101
- **Thoraxtrauma, (Spannungs-) Pneumothorax** Seite 127
- **CO-, CO_2 Reizgasvergiftung** Seite 175
- **Tauchunfall** Seite 226
- **Ertrinken** Seite 227

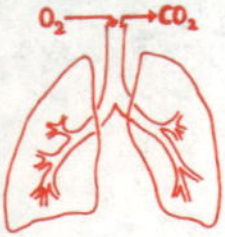

BLUTHUSTEN-HÄMOPTOE

Häufige Ursachen sind:

- Thoraxtrauma
- Bronchialcarcinom (Spätstadium)
- Linksherzinsuffizienz, Lungenödem
- Lungeninfarkt (nach Lungenembolie)
- Infektionen (Bronchitis, Pneumonie, Tuberkulose)

Maßnahmen: s.S. 67: Aspiration

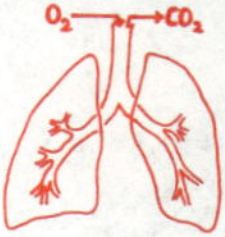

ASPIRATION

- Erlöschen der Schutzreflexe ──▶ Eindringen von Blut, Schleim, Erbrochenem, Fremdkörper etc. in die Atemwege
  Gefahr: Verlegung der Atemwege, Ateminsuffizienz, schwerste Lungenentzündungen.

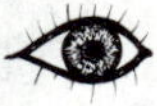

- Atemnot
- evtl. *Zyanose*
- evtl. Atemstillstand (Atemwegsverlegung)
- evtl. inverse Atmung

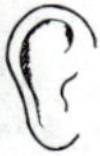

- *grob rasselndes oder pfeifendes Atemgeräusch*
- evtl. Husten

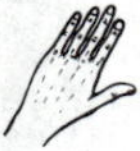

- Puls tachycard

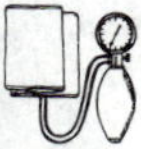

- evtl. Blutdruckabfall

Maßnahmen:

RS:

- Beruhigung
- Lagerung ──▶

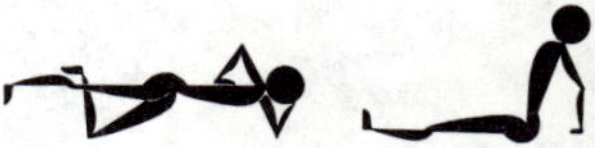

- Freimachen – Freihalten der Atemwege
- Sauerstoffgabe, ggf. Beatmung
- Wärmeerhaltung
- Ständige Atem-, Puls- und RR-Überwachung
- venöser Zugang – Ringer-Lactat-Infusion

NA:

- Körperliche Untersuchung
- Intubation und Beatmung (100% O_2, PEEP)
- Bronchiallavage (Spülung mit 5–10 ml NaCl 0,9%, 3–5 mal beatmen, absaugen, evtl. mehrfach wiederholen)
- Medikamente:
  - Bronchialerweiterung ──▶ z.B. Euphyllin® (0,12–0,24 g)
  - Entzündungshemmung ──▶ z.B. Auxiloson-Spray® (5 Hübe), z.B. Fortecortin® (40 mg)
  - Magensonde

Merke:

- Durch Maskenbeatmung mit zu hohen Drucken (über 15 cm H_2O) kommt es zur Magenblähung. Durch Rückstrom (Regurgitation) gelangt Mageninhalt in den Rachenraum und mit der nächsten Beatmung in die Atemwege.

RAUM FÜR PERSÖNLICHE ERGÄNZUNGEN:

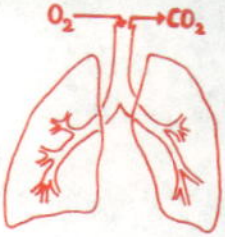

ASTHMA BRONCHIALE

- Durch eine Überempfindlichkeit (allergisches Asthma) bzw. durch Streßsituationen (psychogenes Asthma) ausgelöst

Angaben:

- *Atemnot,* Angst, *Verschleimung*

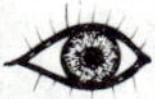

- Unruhe
- Zyanose
- *aufrechter Oberkörper*
- *Einsatz der Atemhilfsmuskulatur*
- Ausatemphase verlängert
- prall gefüllte Halsvenen

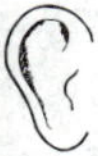

- *bei Ausatmung Giemen und Brummen*
- Husten

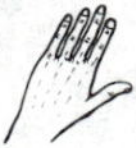

- Puls tachycard
- Schwitzen

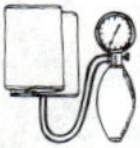

- Blutdruck erhöht

Maßnahmen:
RS:

- Beruhigung
- Lagerung ⟶

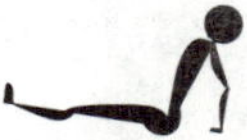

- Freimachen – Freihalten der Atemwege
- Sauerstoffgabe (nur bei Zyanose), langsam steigern
- Berotec® Aerosol (2 Hübe), evtl. wiederholen
- Auxiloson®-Spray (5 Hübe), evtl. wiederholen
- Wärmeerhaltung
- ständige Atem-, Puls- und RR-Überwachung
- venöser Zugang – Ringer-Lactat-Infusion

NA:

- Körperliche Untersuchung
- Gespräch führen
- Medikamente
  - Bronchialerweiterung ⟶ z.B. Berotec®-Spray (2 Hübe)
    z.B. Euphyllin® (0,24–0,48 g)
  - Steroide ⟶ z.B. Fortecortin® (20–40 mg),
    bzw. Auxiloson®-Spray (5 Hübe)
  - Sedierung ⟶ z.B. Valium® (5–10 mg)
  - Flüssigkeitszufuhr ⟶ z.B. Ringer-Lactat
    (300–500 ml)
- In Ausnahmefällen: (Status asthmaticus)
  Intubation und Beatmung (Ketanest®)

Merke:

- Bei chronischen Atemwegserkrankungen kann die Atmung, im Gegensatz zum Lungengesunden (CO_2-Steuerung) über den Sauerstoffgehalt des Blutes geregelt sein. Durch O_2-Gabe kann es deshalb zur Atemdepression kommen.

RAUM FÜR PERSÖNLICHE ERGÄNZUNGEN:

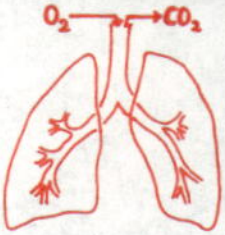

HYPERVENTILATIONSTETANIE

- Durch seelische Konflikte ausgelöste Hyperventilation (meist jüngere Patientinnen).

Angaben:

- *Atemnot,* Kribbeln in den Händen und Füßen

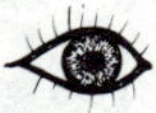

- Unruhe
- *schnelle Atmung*
- Blässe, Schwitzen
- sogenannte Pfötchenstellung der Hände
- evtl. „Karpfenmund"
- Reflexüberaktivität

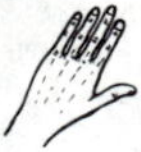

- Puls tachycard

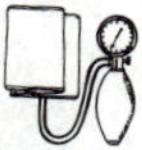

- Blutdruck normal bis erhöht

Maßnahmen:
RS:

- Lagerung ⟶

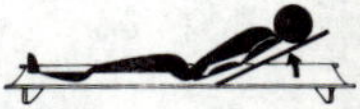

- Beruhigender Zuspruch
- Rückatmung (Plastiktüte)

NA:

- Gespräch über mögliche Ursachen (Konflikte)
- körperliche und neurologische Untersuchung
- Medikamente (nur in schweren Fällen)
  - Sedierung ⟶ z.B. Valium® (5-10 mg)

Merke:

- Im Gegensatz zur echten Tetanie (Calciummangel) kommt es hier durch Überatmung zur respiratorischen Alkalose mit pH-Verschiebung.
  Dadurch ist der Anteil des freien (wirksamen) Calciums im Blut vermindert.
  Durch Beseitigung der Störung (z. B. Rückatmung mit folgendem CO_2-Anstieg und pH-Abfall) normalisiert sich die Situation.

RAUM FÜR PERSÖNLICHE ERGÄNZUNGEN:

NOTFÄLLE – Herz-Kreislauf

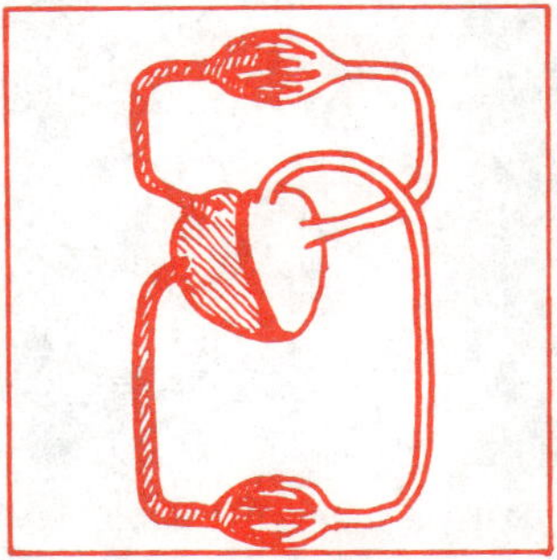

- **Das EKG** Seite 75
- **Maßnahmen bei Rhythmusstörungen** Seite 76
- **Bradycarde Rhythmusstörungen** Seite 77
- **Tachycarde Rhythmusstörungen** Seite 79
- **Herzinfarkt** Seite 83
- **(Links-) Herzinsuffizienz** Seite 85
- **Lungenoedem** Seite 87
- **Kardiogener Schock** Seite 89
- **Differentialdiagnose** Seite 91
- **Volumenmangelschock** Seite 93
- **Anaphylaktischer Schock** Seite 95
- **Vasovagale Synkope** Seite 97
- **Hypertone Krise** Seite 99
- **Lungenembolie** Seite 101
- **Arterienverschluß** Seite 103
- **Venenverschluß** Seite 105

Siehe auch:
- **Erstuntersuchung** Seite 14
- **Allgemeine Maßnahmen** Seite 30

RAUM FÜR PERSÖNLICHE ERGÄNZUNGEN:

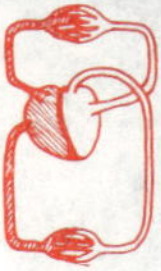

DAS ELEKTROKARDIOGRAMM – EKG

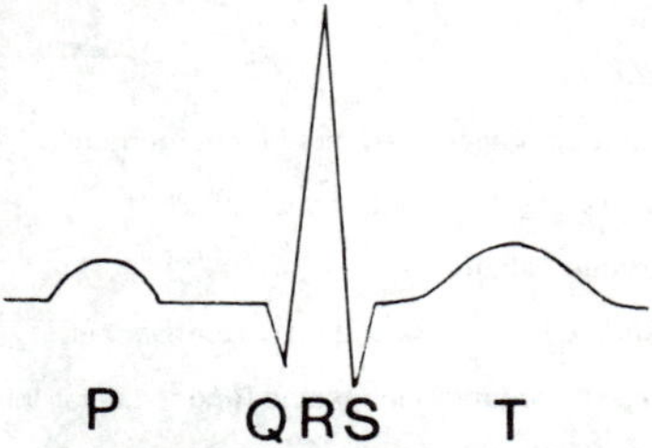

P	**– Welle**	Vorhoferregung
QRS	**– Komplex**	Kammererregung
T	**– Welle**	Erregungsrückbildung

Begriffe

- *Adam-Stokes-Anfall* – Minderdurchblutung des Gehirns durch Herzrhythmusstörung
- *Arrhythmie* – Unregelmäßige Herzschlagfolge
- *AV-Block* – Hemmung der Erregungsüberleitung zwischen Vorhof und Kammer
- *AV-Dissoziation* – Vorhof und Kammer schlagen unabhängig, unkoordiniert
- *Bigeminus* – jedem Normalschlag folgt eine Extrasystole
- *Bradycardie* – Herzfrequenz unter 60/min.
- *Elektromechanische Entkoppelung/ Hyposystolie* – elektrische Erregungen (Monitor) bleiben ohne mechanische Antwort (kein Puls tastbar)
- *Schenkelblock* – Störung der Erregungsleitung im Bereich der Tawaraschenkel
- *Tachycardie* – Herzfrequenz über 100/min in Ruhe

MASSNAHMEN BEI HERZRHYTHMUSSTÖRUNGEN

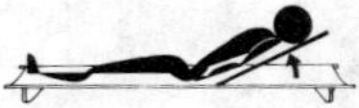

RS:

- Beruhigung
- Lagerung, Patient darf nicht umhergehen
- Sauerstoffgabe, ggf. Beatmung
- Wärmeerhaltung
- ständige Puls-, RR- und EKG-Überwachung
- Venöser Zugang – langsame Ringer-Lactat-Infusion
- Notarztruf

NA:

- s. unter den jeweiligen Rhythmusstörungen

Merke: Jede neu aufgetretene Herzrhythmusstörung stellt die Indikation zum Notarztruf dar (Patienten, Angehörige befragen; Medikamentenanamnese)

RAUM FÜR PERSÖNLICHE ERGÄNZUNGEN

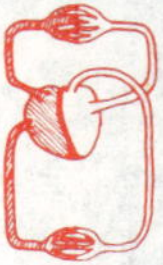

BRADYCARDE HERZRHYTHMUSSTÖRUNGEN

Regelmäßig:

- **Sinus-(Vorhof-) Bradycardie** (< 50/min.)
  Angaben: Schwindel

  EKG (normales Bild, niedere Frequenz):

  Bewertung: selten Therapie notwendig

  Medikamente: Atropin (0,5–2,0 mg)

- **(Totaler) AV-Block 3. Grades** (< 30–40/min.)
  Angaben: Herzstolpern, Schwindel, evtl. Bewußtlosigkeit (Adams-Stokes-Anfall)

  EKG (Kammerersatzschläge, keine P-QRS-Koppelung):

  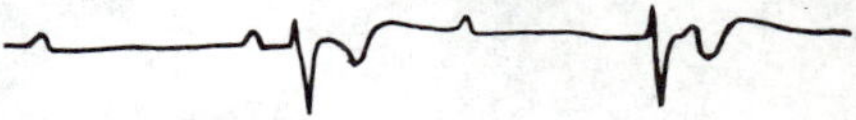

  Bewertung: Therapie nur bei Blutdruckabfall

  Medikamente: Alupent® (0,3–0,5 mg), evtl. Schrittmacher

Unregelmäßig:

- **AV-Block 2. Grades** (50–60/min.)
  Angaben: Herzstolpern, Schwindel, evtl. Adams-Stokes-Anfall

  EKG (unregelmäßige P-QRS-Koppelung):

  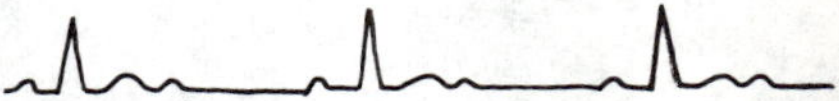

  Bewertung: selten Therapie notwendig

  Medikamente: Atropin (0,5 mg), Alupent® (0,3–0,5 mg), evtl. Schrittmacher

- **Schrittmacher-Fehlfunktion** (< 60/min.) s.S. 32
  Angaben: Schrittmacherträger, Schwindel, Herzstolpern

  EKG (Schrittmacherimpulse ohne QRS-Koppelung):

  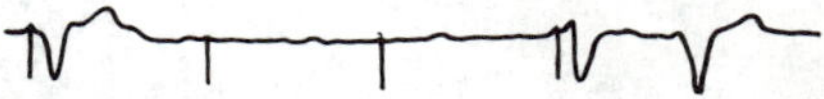

  Gefahr: völliger Schrittmacherausfall

  Medikamente: Atropin (0,5–1 mg), Alupent® (0,3–0,5 mg), evtl. Suprarenin® (0,3–0,5 mg)

RAUM FÜR PERSÖNLICHE ERGÄNZUNGEN:

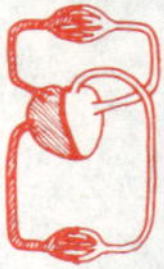

TACHYCARDE HERZRHYTHMUSSTÖRUNGEN

Regelmäßig:

- **Sinus-(Vorhof-) Tachycardie** (> 100/min.)
  Angaben: Herzklopfen

  EKG (normales Bild, hohe Frequenz):

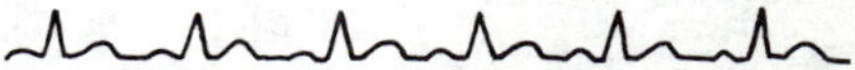

  Bewertung: selten Therapie notwendig

  Medikamente: Isoptin®/Visken® (1/2–1 Ampulle), evtl. Lanitop® (0,2–0,4 mg), Valium® (5–10 mg)
  evtl. Karotissinus-Druckversuch (einseitig)

- **Kammertachycardie** (> 150–200/min.)
  Angaben: Herzrasen, Schwindel

  EKG (nur Kammerkomplexe):

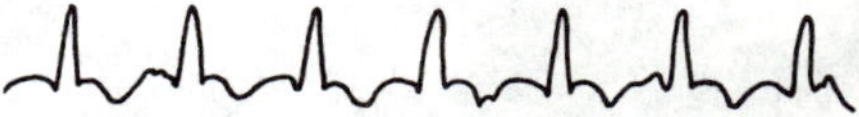

  Gefahr: Übergang in Kammerflimmern, -flattern.

  Medikamente: Xylocain® 2% (100 mg), Kardioversion

Unregelmäßig:

- **Vorhofextrasystolie** (Supraventriculäre Extrasystolen)
  Angaben: Herzstolpern

  EKG (Vorhofextraschläge):

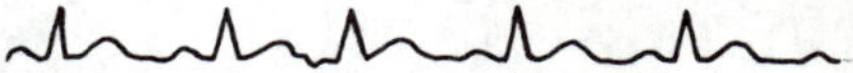

  Bewertung: selten Therapie notwendig

  Medikamente: Lanitop® (0,2–0,4 mg),
  evtl. Valium® (5–10 mg), Isoptin®/Visken® (1/2–1 Amp.)

RAUM FÜR PERSÖNLICHE ERGÄNZUNGEN:

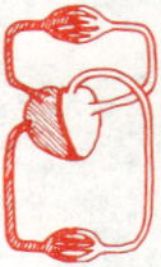

- **Kammerextrasystolie** (Ventrikuläre Extrasystolen)
  Angaben: Herzstolpern

  EKG (breiter QRS-Komplex ohne P-Welle):

  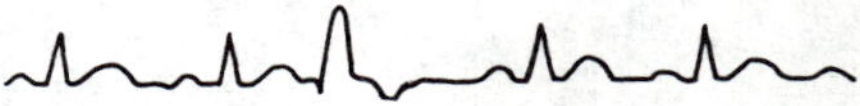

  Gefahr: Übergang in Kammertachycardie, -flattern, -flimmern

  Medikamente: Xylocain® 2% (100 mg)

- **Vorhofflattern, -flimmern**
  Angaben: Herzrasen, Herzdrücken

  EKG (keine regelrechte Vorhofaktion (P)):

  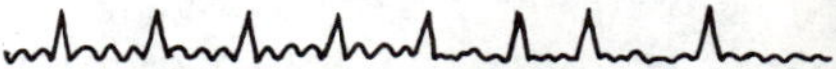

  Gefahr: Übergang in Kammertachycardie, -flattern, -flimmern

  Medikamente: Lanitop® (0,2–0,4 mg), evtl. Isoptin® (½–1 Amp.), Valium® (5–10 mg)

- Kreislaufstillstand
  - Kammerflattern, -flimmern
  - Hyposystolie (weak action)
  - Asystolie

  } S. **Cardiopulmonale Reanimation** S. 33

RAUM FÜR PERSÖNLICHE ERGÄNZUNGEN:

Merke:

- Einen Krankheitszustand, der einem Herzinfarkt gleicht, sich aber von alleine oder nach Gabe von Nitroglycerin völlig zurückbildet, bezeichnet man als Angina-pectoris-Anfall. Die Maßnahmen entsprechen ansonsten der Herzinfarktbehandlung.

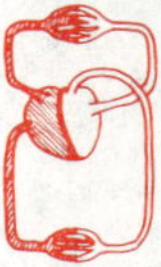

HERZINFARKT

S.a. (Links-) Herzinsuffizienz S. 85, Lungenödem S. 87 und cardiogener Schock S. 89.

Angaben:

- *Atemnot,* Angst, Übelkeit, *Engegefühl* in der Brust, *drückender Schmerz in der Herzgegend,* ausstrahlend in Arm, Hals, Rücken oder Bauch.

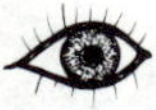

- Unruhe
- Fahle, blasse Haut
- evtl. Zyanose
- evtl. gestaute Halsvenen (cardiogener Schock)

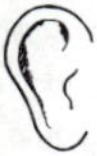

- evtl. Rasselgeräusche (Lungenödem)

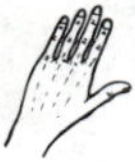

- kühle, feuchte Extremitäten
- Puls bradycard, tachycard und/oder arrhythmisch
- Schwitzen

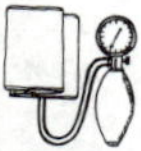

- evtl. Blutdruckabfall

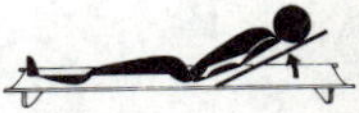

Maßnahmen:
RS:

- Beruhigung
- Lagerung ⟶
- Patient darf nicht umhergehen
- Sauerstoffgabe, ggf. Beatmung
- Wärmeerhaltung
- Ständige Puls-, RR- und EKG-Überwachung
- venöser Zugang – langsame Ringer-Lactat-Infusion

NA:

- körperliche Untersuchung
- Medikamente:
  - Herzentlastung ⟶ z.B. Nitrolingual®-Spray (2–4 Hübe)
  - Sedierung ⟶ z.B. Psyquil® (5–10 mg)
  - Schmerzbekämpfung ⟶ z.B. Morphin (5–10 mg)
  - Herzkraftsteigerung ⟶ z.B. Dopamin (100 mg) bzw. Dobutrex® (125 mg) in 500 ml RL (30–60 Tropfen/min)
  - Frequenzsteigerung ⟶ z.B. Atropin (0,5–1 mg)
  - Extrasystolie ⟶ z.B. Xylocain® (100 mg)

Merke:

- Keine i.m.-Injektionen (bevorstehende Lysebehandlung?)
- Gefahr der Nitrolingualgabe: Blutdruckabfall, deshalb nur bei RR über 100 mm Hg systolisch anwenden.

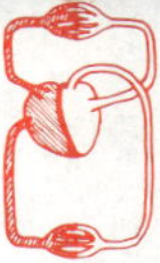

(LINKS-) HERZINSUFFIZIENZ

S.a. Lungenödem S. 87 u. cardiogener Schock S. 89

- Akute Leistungsminderung des Herzens mit drohendem Vorwärtsversagen (Blutdruckabfall, Schockzeichen) und drohendem Rückwärtsversagen (Lungenödem)

Angaben:

- *Atemnot,* Angst, Schwächegefühl

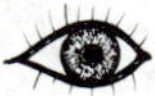

- Unruhe
- schnelle Atmung
- gestaute Halsvenen
- Blässe, evtl. Zyanose
- evtl. Bewußtseinsstörung

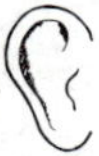

- *feine Rasselgeräusche* (Lungenödem), mit dem Stethoskop hörbar

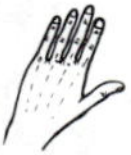

- Puls evtl. tachycard, bradycard, arrhythmisch
- kühle, evtl. feuchte Extremitäten
- evtl. Ödeme

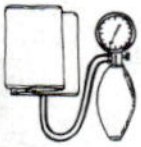

- evtl. Blutdruckabfall

Maßnahmen:

RS:

- Beruhigung
- Lagerung ——▶

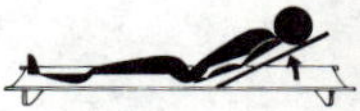

- Sauerstoffgabe, ggf. Beatmung
- evtl. unblutiger Aderlaß (s.S. 30)
- Wärmeerhaltung
- Ständige Puls-, RR- und EKG-Überwachung
- venöser Zugang – langsame Ringer-Lactat-Infusion

NA:

- Körperliche Untersuchung
- Medikamente:
  - Herzentlastung ——▶ z.B. Nitrolingual®-Spray (2–4 Hübe)
  - Blutdrucksteigerung ——▶ z.B. Dopamin (100 mg in 500 ml RL)
z.B. Dobutrex® (125 mg in 500 ml RL)
  - Ausschwemmung ——▶ z.B. Lasix® (20–40 mg)
  - evtl. Sedierung ——▶ z.B. Valium® (5–10 mg)
  - ggf. Behandlung der Rhythmusstörungen s.S. 76
  - evtl. Flüssigkeitszufuhr (Vorsicht!) ——▶ z.B. Ringer-Lactat (100–250 ml)

Merke: Abgesehen von der Lungenembolie und evtl. dem schweren Asthma bronchiale spielt die *Rechts-* Herzinsuffizienz in der Notfallmedizin keine Rolle.

RAUM FÜR PERSÖNLICHE ERGÄNZUNGEN:

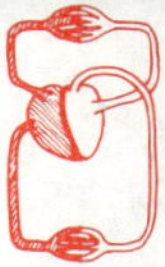

(CARDIALES) LUNGENÖDEM

S.a. (Links-)Herzinsuffizienz S. 85, Cardiogener Schock S. 89

- Durch akute Minderleistung der linken Herzkammer Austritt von Flüssigkeit aus den Gefäßen der Lungenstrombahn.

Angaben:

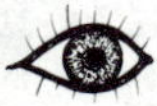

- Angst, *Atemnot*
- Unruhe
- Blässe, evtl. *Zyanose*
- aufrechter Oberkörper
- *Einsatz der Atemhilfsmuskeln*
- evtl. Austritt von fleischwasserfarbigem Schaum aus dem Mund (schwerste Form)

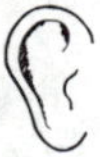

- *Brodeln und feine Rasselgeräusche* bei Ein- und Ausatmung
- evtl. spastische Atemgeräusche

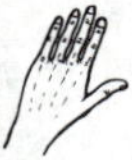

- feuchte und kühle Haut
- Puls tachycard, evtl. arrhythmisch

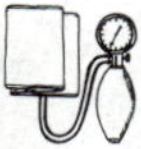

- Blutdruckanstieg, später Blutdruckabfall

Maßnahmen:

RS:

- Beruhigung
- Lagerung ──▶

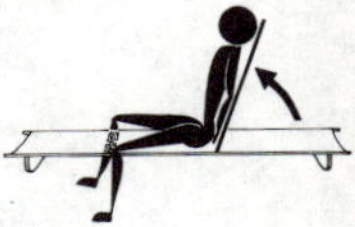

- Sauerstoffgabe, ggf. Beatmung
- unblutiger Aderlaß (s.S. 30)
- Wärmeerhaltung
- Ständige Puls-, RR- und EKG-Überwachung
- venöser Zugang – langsame Ringer-Lactat-Infusion

NA:

- Körperliche Untersuchung
- evtl. Intubation + PEEP-Beatmung (5 cmH_2O)
- Medikamente:
  - evtl. Herzentlastung ──▶ z.B. Nitrolingual®-Spray (2–4 Hübe)
  - Ausschwemmung ──▶ Lasix® (20–60 mg)
  - Sedierung ──▶ z.B. Valium® (5–10 mg)
z.B. Morphin (5–10 mg)
  - Blutdrucksteigerung ──▶ z.B. Dopamin (100 mg in 500 ml RL)
z.B. Dobutrex® (125 mg in 500 ml RL)

Merke:

- Während das (häufige) cardiale Lungenödem durch eine akute (Links)-Herzinsuffizienz bedingt ist, tritt das (seltene) toxische Lungenödem nach Inhalation von Reizgasen auf (s.S. 179).

RAUM FÜR PERSÖNLICHE ERGÄNZUNGEN:

CARDIOGENER SCHOCK

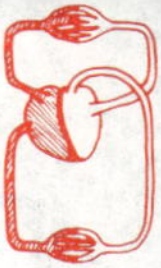

S.a. (Links-)Herzinsuffizienz S. 85, Lungenödem S. 87

- Kreislaufinsuffizienz durch Pumpversagen des Herzens (z.B. nach Herzinfarkt).

Angaben:

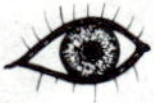

- Angst, *Atemnot,* Schmerzen im Brustraum
- Bewußtseinsstörung bis Bewußtlosigkeit
- Blässe bis Zyanose
- *gestaute Halsvenen*

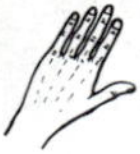

- *Puls* evtl. tachycard, bradycard, *arrhythmisch, zentralisiert*
- kaltschweißig
- Nagelbettfüllung verlangsamt

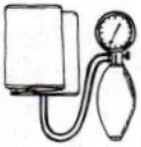

- Blutdruck erniedrigt bis nicht mehr meßbar
- EKG
  - Rhythmusstörungen
  - Infarktzeichen

Maßnahmen:
RS:

- Beruhigung
- Lagerung ⟶

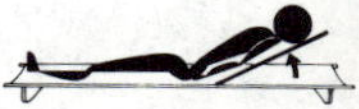

- Sauerstoffgabe, ggf. Beatmung
- Wärmeerhaltung
- ständige Puls-, RR- und EKG-Überwachung
- venöser Zugang – langsame Ringer-Lactat-Infusion

NA:

- Körperliche Untersuchung
- ggf. Intubation und Beatmung
- Medikamente:
  - Herzentlastung ⟶ z.B. Nitrolingual®-Spray (1–2 Hübe)
  - Herzkraftsteigerung ⟶ z.B. Dopamin (100 mg) bzw. Dobutrex® (125 mg) in 500 ml RL
  - Bradyarrhythmie ⟶ z.B. Atropin (0,5–1 mg) z.B. Alupent® (0,3–0,5 mg)
  - Extrasystolie ⟶ z.B. Xylocan® (100 mg)

  Schmerzbekämpfung ⟶ z.B. Morphin (5-10 mg)
  - Ausschwemmung ⟶ z.B. Lasix® (20–40 mg)

Merke:

- Bei cardiogenem Schock *keine* Schocklagerung durchführen (Verschlechterung).

- Bei der Behandlung des cardiogenen Schocks mit Dobutrex® kann es bei Blutdruckwerten unter 80 mm Hg systolisch zu einem weiteren Abfall des Blutdrucks kommen, der die Gabe von Dopamin (zusätzlich) erforderlich macht.

RAUM FÜR PERSÖNLICHE ERGÄNZUNGEN:

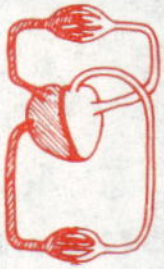

DIFFERENTIALDIAGNOSE

Volumenmangelschock		Cardiogener Schock
Blut/Plasma/Wasser + Elektrolytverluste ◄	**Ursache**	► Hypertonus, Herz- oder Koronarinsuffizienz, Infarkt Herzrhythmusstörungen
Blässe, kalte Extremitäten, kaltschweißige Haut, Zentralisation, „fehlende Venenfüllung" ◄	**Klinisches Bild**	► Blässe bis Zyanose, häufig sitzend anzutreffen, Angst, Atemnot, gestaute Halsvenen
Blutdruck erniedrigt, Puls beschleunigt ◄	**Einfache Kreislaufgrößen**	► Blutdruck erniedrigt, Puls beschleunigt, arrhythmisch, evtl. Pulsdefizit
Zentraler Venendruck erniedrigt		Zentraler Venendruck erhöht
Sinustachycardie ◄	**EKG**	► Rhythmusstörungen, Infarktzeichen

RAUM FÜR PERSÖNLICHE ERGÄNZUNGEN:

VOLUMENMANGELSCHOCK

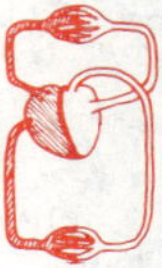

- Kreislaufinsuffizienz durch Verlust (über 1000–1500 ml) von Blut, Plasma oder Serum. Ursache: Blutung (äußere, innere), Flüssigkeitsverluste (Durchfälle, Erbrechen), Verbrennung.

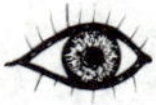

- Unruhe
- *Blässe* bis Zyanose
- Bewußtseinsstörung bis Bewußtlosigkeit
- Venenfüllung vermindert
- Frösteln

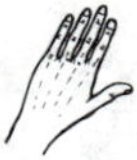

- *Puls tachycard, kaum tastbar*
- kalte Extremitäten
- kalter, klebriger Schweiß
- Nagelbettprobe: verlangsamte Füllung

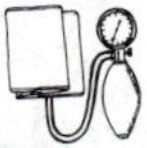

- Blutdruckamplitude vermindert
- *Blutdruckabfall*

Maßnahmen:
RS:

- Beruhigung
- Lagerung ──►
- ggf. Blutstillung
- Freimachen – Freihalten der Atemwege
- Sauerstoffgabe, ggf. Beatmung
- Wärmeerhaltung
- ständige Puls- und RR-Überwachung
- venöser Zugang – zügige Ringer-Lactat-Infusion

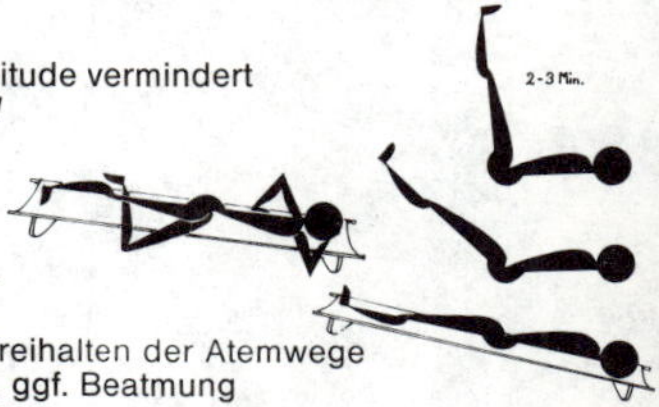

NA:

- körperliche Untersuchung
- Schaffung großlumiger venöser Zugänge
- Volumenersatz ──► z.B. HÄS 200 (1000–1500 ml), ggf. Druckinfusion
- ggf. Intubation und Beatmung (100% O_2)
- Medikamente:
  - Sedierung ──► z.B. Valium® (5–10 mg)
  - Schmerzbekämpfung ──► z.B. Morphin (5–10 mg)
  - ggf. Narkoseeinleitung ──► z.B. Ketanest® (0,5–1 mg/kg KG)
- Kreuzblutabnahme

Merke:

- Bei großem Blutverlust bereits am Notfallort Kreuzblut entnehmen und z.B. mit NEF zur Blutzentrale bringen.
- Der begründete Verdacht auf eine intraabdominelle Blutung (z.B. Milzruptur) ist eine der wenigen Indikationen für einen Transport mit Sondersignal.

RAUM FÜR PERSÖNLICHE ERGÄNZUNGEN:

ANAPHYLAKTISCHER SCHOCK

Schweregrad	**Klinische Symptome**	**Maßnahmen RS**	**Maßnahmen Notarzt**
I	*Hautreaktionen* ● Ödeme ● Quaddeln ● Rötung	● Infusionswechsel (falls Ursache) ● Beruhigung ● Sauerstoffgabe	● *Antihistaminika* z.B. Tavegil® (5 ml)
II	● Tachycardie ● *Blutdruckabfall* ● Übelkeit, Erbrechen	● Schocklagerung ● Hilfe beim Erbrechen ● venöser Zugang	● Antihistaminika, z.B. Tavegil® (5 ml) ● *Kortikosteroide,* z.B. Fortecortin® (40 mg)
III	● *Schock* ● Bronchospasmus	● evtl. Beatmung	● Intubation ● *Adrenalin* (verdünnt)
IV	● *Atem- und Kreislaufstillstand*	● Cardio-pulmonale Reanimation ● Vorbereiten der Medikamente und Hilfsmittel	1 ml Suprarenin® + 9 ml NaCl 0,9%) 0,05–0,1 mg i.v., evtl. wiederholen ● Kortikosteroide, z.B. Fortecortin® (100 mg) ● Bronchialerweiterung, z.B. Euphyllin® (0,12–0,24 g) ● Infusion, z.B. Humanalbumin 5%, Ringer-Lactat

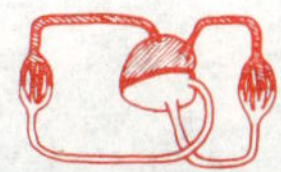

RAUM FÜR PERSÖNLICHE ERGÄNZUNGEN:

VASOVAGALE SYNKOPE

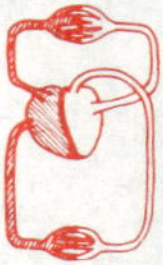

S.a. Hitzeohnmacht S. 205

- Kurzzeitige Bewußtlosigkeit durch Blutverteilungsstörung. Ausgelöst durch Schmerz, Angst, Schreck (meist jüngere Patienten, Frauen).

Angaben:

- Schwindel, Übelkeit, *Schwarzwerden vor Augen*
- kurzzeitige Bewußtlosigkeit
- Blässe
- Schweiß auf der Stirn

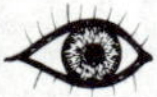

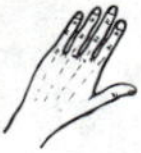

- Schwitzen
- *Puls* bradycard

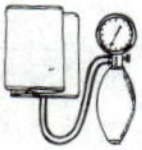

- Blutdruckabfall

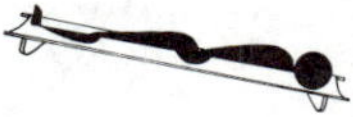

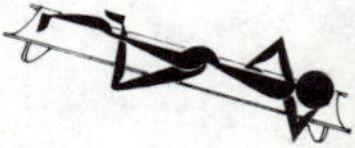

Maßnahmen:
RS:

- Beruhigung
- Lagerung

- evtl. Sauerstoffgabe
- Wärmeerhaltung
- Ständige Puls- und RR-Überwachung

NA:

- Körperliche und neurologische Untersuchung
- venöser Zugang
- Medikamenten:
  - Blutdrucksteigerung ⟶ z.B. Akrinor® (0,5–1 ml)
  - Herzfrequenzsteigerung ⟶ z.B. Atropin (0,5–1 mg) bzw. Alupent® (0,1–0,5 mg)
  - evtl. Infusion ⟶ z.B. Ringer-Lactat

Merke:

- Zustand meist durch Lagerung und Aufklärung des Patienten alleine beherrschbar. Ggf. weitere Behandlung durch Hausarzt.

RAUM FÜR PERSÖNLICHE ERGÄNZUNGEN:

HYPERTONE KRISE

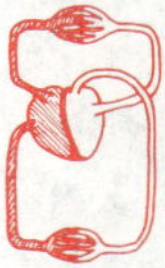

S.a. Schlaganfall S. 53 und (Links-)Herzinsuffizienz S. 85

- Blutdruckanstieg über 200 mm Hg systolisch bei meist bekannter Hypertonie

Angaben:

- Kopfschmerzen, Sehstörungen, Schwindelanfälle, Ohrensausen, Übelkeit, Herzklopfen

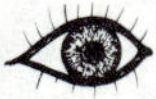

- Unruhe
- Bewußtseinsstörung bis Bewußtlosigkeit
- Kopf gerötet
- evtl. Krämpfe

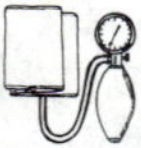

- *Blutdruckerhöhung über 200 mm Hg syst.*

Maßnahmen:
RS:

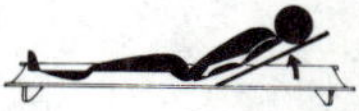

- Beruhigung
- Lagerung →

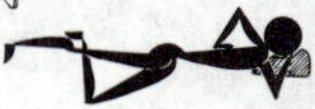

- Freimachen – Freihalten der Atemwege
- Sauerstoffgabe, ggf. Beatmung
- Wärmeerhaltung
- Ständige Puls-, RR- und EKG-Überwachung
- Venöser Zugang – langsame Ringer-Lactat-Infusion

NA:

- Körperliche und neurologische Untersuchung
- Medikamente:
  - Blutdrucksenkung → z.B. Adalat® (1–2 Kapseln)
    z.B. Nitrolingual®-Spray (2–4 Hübe)
    z.B. Ebrantil® (0,125–0,5 mg)
  - Sedierung → z.B. Valium® (5–10 mg)
  - Ausschwemmung → z.B. Lasix® (20–60 mg)

Merke:

- Die Gefahr der hypertonen Krise liegt in der Möglichkeit von Hirnblutungen, akutem Herzversagen (Linksherzinsuffizienz, Lungenoedem), Angina pectoris und Herzinfarkt.

RAUM FÜR PERSÖNLICHE ERGÄNZUNGEN:

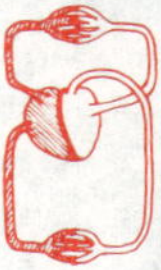

LUNGENEMBOLIE

S.a. Herzinfarkt S. 83, (Links-)Herzinsuffizienz S. 85 und Lungenödem S. 87

- Verschluß der Lungenschlagader oder ihrer Äste durch einen Thrombus (meist aus Becken- oder Beinvenen).

Angaben:

- Schmerz und Engegefühl im Brustkorb, plötzliche *Atemnot,* Schwindel, Angst, Hustenreiz, evtl. Bluthusten

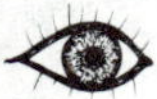

- Unruhe
- Bewußtseinsstörung bis Bewußtlosigkeit
- *Zyanose,* evtl. Blässe
- schnelle, *flache Atmung*
- evtl. gestaute Halsvenen

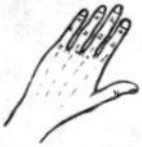

- feuchte, kühle Extremitäten
- klebriger Schweiß
- Puls tachycard, evtl. Kreislaufstillstand

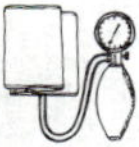

- Blutdruckabfall

Maßnahmen:
RS:

- Beruhigung
- Lagerung →

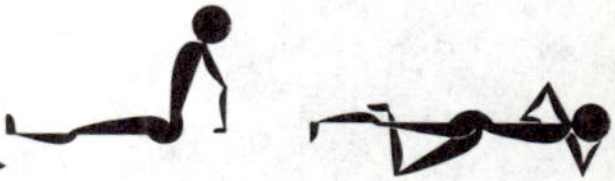

- Freimachen – Freihalten der Atemwege
- Sauerstoffgabe, ggf. Beatmung
- Wärmeerhaltung
- Ständige Puls-, RR- und EKG-Überwachung
- Venöser Zugang – langsame Ringer-Lactat-Infusion

NA:

- Körperliche Untersuchung
- Medikamente:
  - Sedierung → z.B. Valium® (5–10 mg)
  - Schmerzbekämpfung → z.B. Morphin (5–10 mg)
  - Herzkraftsteigerung → z.B. Dobutrex® (125 mg in 500 ml RL.) ggf. Dopamin (100 mg in 500 ml RL.)
  - Blutgerinnungshemmung → Heparin (5.000–10.000 I.E.)
  - ggf. Intubation und Beatmung (100% O_2)

Merke:

- Bei ausgeprägter Zyanose, die sich trotz einwandfreier Beatmung (100% O_2) nicht bessert: Immer Verdacht auf Lungenembolie.
- Keine i.m.-Injektionen (bevorstehende Lysebehandlung?)

RAUM FÜR PERSÖNLICHE ERGÄNZUNGEN:

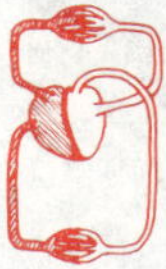

AKUTER PERIPHERER ARTERIENVERSCHLUSS

S.a. Schlaganfall S. 53

- Verschluß einer Extremitätenarterie durch einen Embolus (z.B. aus dem Herzen). Im Bereich von Hirnarterien kommt es zum Bild des apoplektischen Insultes.

Angaben:

- Plötzliche *Schmerzen,* Gefühlsstörungen, Lähmungserscheinungen, Schmerzlinderung bei Tieflagerung

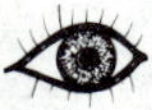

- evtl. Bewußtseinsstörung bis Bewußtlosigkeit
- *Blässe,* später marmoriert
- Fehlende Venenfüllung bei Tieflagerung

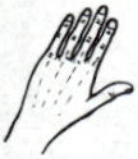

- Puls tachycard, evtl. arrhythmisch
- *Fehlen des peripheren Pulses*
- Lähmungen
- kühle Haut

Maßnahmen:
RS:

- Beruhigung
- Lagerung ⟶

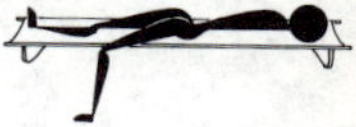

- Ruhigstellung
- Extremität umpolstern
- Wärmeerhaltung
- Venöser Zugang – Ringer-Lactat-Infusion

NA:

- Körperliche und neurologische Untersuchung
- Medikamente:
  - Schmerzbekämpfung ⟶ z.B. Morphin (5–10 mg)
  - Sedierung ⟶ z.B. Valium® (5–10 mg)
  - evtl. Gerinnungshemmung ⟶ Heparin (10.000–15.000 I.E.)

Merke:

- Kein venöser Zugang an der betroffenen Extremität.
- Während Verschlüsse von Extremitätenarterien bzw. zum Kopf führenden Gefäßen relativ leicht erkannt werden können, sind Embolien in Arterien von inneren Organen viel schwieriger zu diagnostizieren (s.a. Akutes Abdomen S. 135).
- Einen Sonderfall eines arteriellen Gefäßnotfalls stellt das rupturierende Aortenaneurysma im Brust- oder Bauchraum dar. Es kann spontan (Atherosklerose) oder nach Unfall (Thorax-/Abdominal-Trauma) entstehen. Durch großen Blutverlust innerhalb kurzer Zeit kommt es, meist nach anfänglichem Blutdruckanstieg und unter Schmerzen, schnell zum Volumenmangelschock.

RAUM FÜR PERSÖNLICHE ERGÄNZUNGEN:

AKUTER PERIPHERER VENENVERSCHLUSS

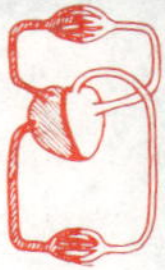

- Plötzlicher Verschluß einer Extremitätenvene durch einen Thrombus. Meist Beine betroffen.

Angaben:

- plötzliche Schmerzen, *Druckgefühl,* Schmerzlinderung bei Hochlagerung

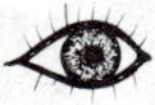

- Rötung
- Schwellung
- *Zyanose*
- pralle Venenfüllung

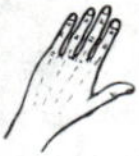

- Druckschmerzhaftigkeit
- Fußsohlendruckschmerz
- *Pulse an der Extremität tastbar*
- Warme Haut
- evtl. Lähmungserscheinungen

Maßnahmen:

RS:

- Beruhigung
- Lagerung ⟶

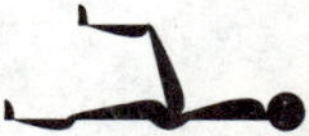

- Ruhigstellung
- evtl. Extremität mit elastischen Binden auswickeln
- Wärmeerhaltung
- Venöser Zugang – Ringer-Lactat-Infusion

NA:

- Körperliche Untersuchung
- Medikamente:
  - Schmerzbekämpfung ⟶ z.B. Morphin (5–10 mg)
  - Sedierung ⟶ z.B. Valium® (5–10 mg)
  - Blutgerinnungshemmung ⟶ Heparin (10.000–15.000 I.E.)

Merke:

- Während der Verschluß einer oberflächlichen Vene meist folgenlos bleibt, droht bei Thrombosen tiefer venöser Gefäße eine Thrombusverschleppung (Lungenembolie).

NOTFÄLLE – Wasser-Elektrolyt / Säure-Basen-Haushalt

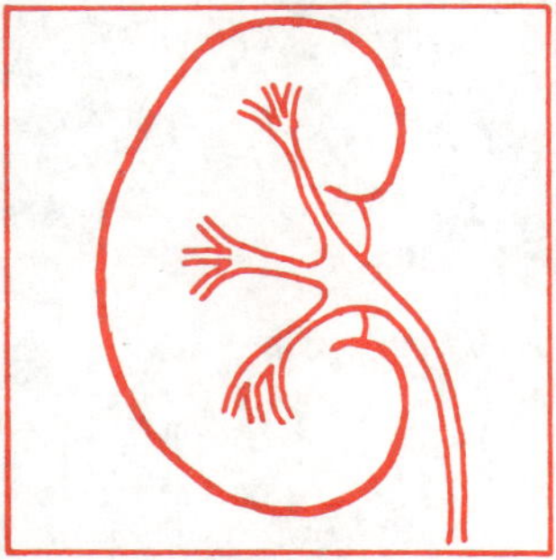

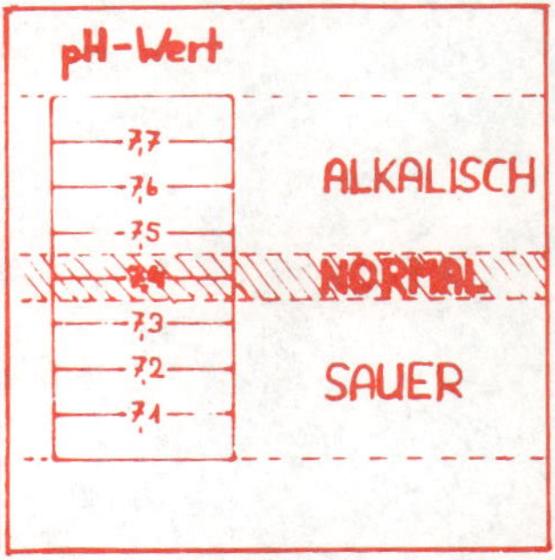

- **Störungen Wasser-Elektrolyt-Haushalt** Seite 109
- **Differentialdiagnose** Seite 111
- **Störungen Säure-Basen-Haushalt** Seite 113
- **Differentialdiagnose** Seite 115

Siehe auch:

- **Erstuntersuchung** Seite 14
- **Allgemeine Maßnahmen** Seite 21
- **Cardio-pulmonale Reanimation** Seite 33
- **Koma diabeticum** Seite 59
- **Hyperventilationstetanie** Seite 71
- **Volumenmangelschock** Seite 93
- **Krampfanfall (Kinder)** Seite 169
- **Hitzeerschöpfung** Seite 207

RAUM FÜR PERSÖNLICHE ERGÄNZUNGEN:

STÖRUNGEN IM WASSER-ELEKTROLYT-HAUSHALT

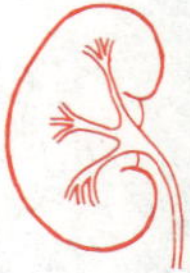

S.a. Störungen Säure-Basen-Haushalt S. 113
Krampfanfall (Kinder) S. 169 und Koma diabeticum S. 59

- Insbesondere Säuglinge, Kinder sowie alte Menschen gefährdet.
- Wasser- und Elektrolytmangelzustände durch:
  Erbrechen, Durchfälle (z.B. Magen-Darm-Infektionen),
  verstärktes Schwitzen (z.B. Hitze, Fieber),
  Verschiebung im Körper (z.B. Darmverschluß),
  überschießende Ausscheidung (z.B. Medikamente, Diabetes mellitus, Diabetes insipidus)

Angaben:

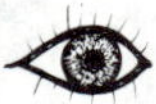

- Schwächegefühl, Durst, Übelkeit
- Unruhe
- evtl. Bewußtseinsstörung bis Bewußtlosigkeit
- *trockene Haut und Schleimhäute*
- fehlende Halsvenenfüllung

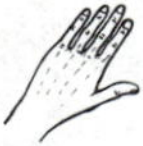

- Puls tachycard, kaum tastbar
- *herabgesetzter Hautturgor*

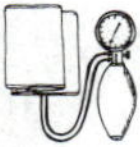

- evtl. Blutdruckabfall

Maßnahmen:
RS:

- Beruhigung
- Lagerung →

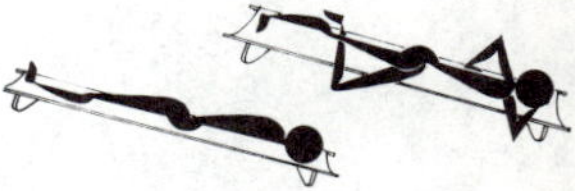

- Freimachen – Freihalten der Atemwege
- Sauerstoffgabe, ggf. Beatmung
- evtl. Elektrolytlimonade trinken lassen
- Wärmeerhaltung
- ständige Puls- und RR-Überwachung
- venöser Zugang – Ringer-Lactat-Infusion

NA:

- körperliche Untersuchung
- ggf. Volumenersatz → z.B. Ringer-Lactat, evtl. HÄS 200
- Medikamente:
  - Sedierung → z.B. Valium® (5–10 mg)

Merke: Anders als Flüssigkeitsmangelzustände sind akute Notfälle durch Überwässerung selten und sollten entsprechend der Ursache (z.B. Herzinsuffizienz) behandelt werden.

RAUM FÜR PERSÖNLICHE ERGÄNZUNGEN:

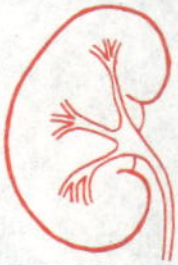

	Ursache	Elektrolyte im Serum	HK	ZVD	Maßnahmen
normal	—	* siehe unten	40–50	3–6 cm H_2O	—
Hypotone Dehydratation	z.B. Medikamente	↓	↑	↓	Infusion, z.B. Ringer-Lactat
Isotone Dehydratation	z.B. Durchfall	normal	↑	↓	Infusion, z.B. Ringer-Lactat
Hypertone Dehydratation	z.B. Erbrechen	↑	↑	↓	Infusion, z.B. Ringer-Lactat
Hypotone Hyperhydratation	z.B. Süßwasserertrinken	↓	↓	↑	Infusion, z.B. Ringer-Lactat- + Diuretika, z.B. Lasix®
Isotone Hyperhydratation	z.B. Herzinsuffizienz	normal	↓	↑	Diuretika, z.B. Lasix®
Hypertone Hyperhydratation	z.B. im Meer Ertrinkender	↑	↓	↑	Diuretika, z.B. Lasix® + Ringer-Lactat

* Natrium, Kalium, Calcium, Magnesium, Chlor.

Hypoton: Elektrolytkonzentration erniedrigt

Isoton: Elektrolytkonzentration normal

Hyperton: Elektrolytkonzentration erhöht

Dehydratation: Wassergehalt erniedrigt

Hyperhydratation: Wassergehalt erhöht

Hk (Hämatokrit): Anteil der Blutzellen am Gesamtblut

ZVD: Zentraler Venendruck („Venenfüllung“)

RAUM FÜR PERSÖNLICHE ERGÄNZUNGEN:

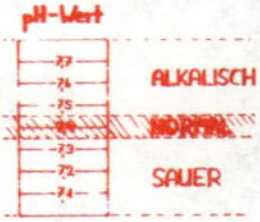

STÖRUNGEN DES SÄURE-BASEN-HAUSHALTES

S.a. Störungen des Wasser-Elektrolyt-Haushaltes S. 109,
Cardio-pulmonale Reanimation S. 33

Ursachen: Atemstörung (s.S. 65), Herz-Kreislaufstörung (s.S. 73), Nierenfunktionsstörung, diabetische Entgleisung (s.S. 59) und Vergiftungen (s.S. 173).

Azidose: Blut-pH unter 7,35

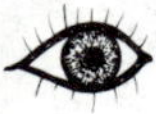

- Unruhe
- Atemnot
- Bewußtseinsstörung bis Bewußtlosigkeit
- Blässe, evtl. Zyanose
- evtl. vertiefte (Azidose-)Atmung (Kußmaulsche Atmung)
- evtl. Krämpfe
- evtl. zusätzliche Störungen im Wasser-Elektrolyt-Haushalt

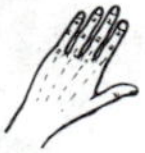

- Puls evtl. tachycard, bradycard, arrhythmisch
- Schwitzen
- evtl. Acetongeruch der Ausatemluft

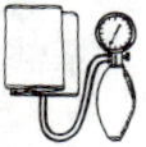

- Blutdruckabfall

Maßnahmen:
RS:

- Beruhigung

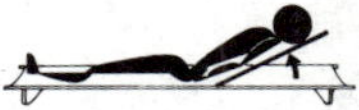

- Lagerung →

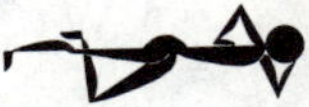

- Freimachen – Freihalten der Atemwege
- Sauerstoffgabe, ggf. Beatmung
- Wärmeerhaltung
- ständige Puls- und RR-Überwachung
- venöser Zugang – Ringer-Lactat-Infusion

NA:

- Körperliche Untersuchung
- Medikamente:
  - ggf. Volumenersatz ——→ z.B. Ringer-Lactat (500–1000 ml)
  - Sedierung ——→ z.B. Valium® (5–10 mg)
  - Azidoseausgleich (außerklinisch): Nur bei Kreislaufstillstand

Merke:

- Abgesehen von der Hyperventilationstetanie und sehr seltenen Krankheitszuständen (z.B. langwieriges, massives Erbrechen bei Kleinkindern) spielen Alkalosen (Blut-pH über 7,45) in der Notfallmedizin keine Rolle.

RAUM FÜR PERSÖNLICHE ERGÄNZUNGEN:

STÖRUNGEN DES SÄURE-BASEN-HAUSHALTES

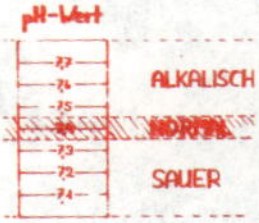

	Ursache	pH	pCO_2	BE	Maßnahmen
Normal	–	7,35–7,45	35–45	(–3)–(+3)	–
Respiratorische Alkalose	z.B. Hyperventilation	normal bis ↑	↓	normal bis ↑	Atemvolumen senken
Respiratorische Azidose	z.B. Ateminsuffizienz	normal bis ↓	↑	normal bis ↓	Atemvolumen steigern
Metabolische Alkalose	z.B. Erbrechen	normal bis ↑	normal bis ↑	↑	Chlorhaltige Infusion
Metabolische Azidose	z.B. Coma diabeticum, Schock	normal bis ↓	normal bis ↓	↓	Klinik: Gabe von $NaHCO_3$

pH-Wert: Säurewert („Wasserstoff-(H)-Ionenkonzentration")

Alkalose: Blut-pH über 7,45

Azidose: Blut-pH unter 7,35

respiratorisch: durch Atemstörung bedingt

metabolisch: durch Stoffwechselstörung bedingt

pCO_2: Kohlendioxid-Partialdruck („Menge") im Blut

BE (base excess): Basenüberschuß („alkalische Pufferreserve")

In der Klinik: ⟶ Gezielte Korrektur der Störung (nach Laborwerten)

- *Respiratorische Störungen*
  ⟶ Atemvolumeneinstellung (Atemzugvolumen, -frequenz)
- *Metabolische Störungen:*
  Alkalosen ⟶ Arginin-Hydrochlorid (Arg-HCl)
  Azidosen ⟶ Natriumbicarbonat ($NaHCO_3$)

  Jeweils nach der Formel:
  ml Bedarf = kg KG x (-BE) x 0,3, wobei initial die Hälfte des berechneten Bedarfs zugeführt wird.

SCHEMA ZUR BEURTEILUNG DER SCHWERE DER BEEINTRÄCHTIGUNG DER VITALFUNKTIONEN DURCH EINE VERLETZUNG

Trauma Score

1. Bewußtseinslage:		
Augen öffnen:	spontan	4 Punkte
	auf Ansprache	3 Punkte
	auf Schmerzreiz	2 Punkte
	überhaupt nicht	1 Punkt
Worte:	spricht orientiert / Kinder: verständlich	5 Punkte
	verwirrt	4 Punkte
	einzelne Worte	3 Punkte
	unverständliche Laute / Kinder: nur Schreien	2 Punkte
	keine	1 Punkt
Bewegungen:	befolgt Anweisungen	6 Punkte
	gezielte Schmerzreaktion	5 Punkte
	ungezielte Schmerzreaktion	4 Punkte
	Beugemechanismen	3 Punkte
	Streckmechanismen	2 Punkte
	keine	1 Punkt
2. Atmung		
Atmung	normal	1 Punkt
	angestrengt, abgeflacht	0 Punkte
Atemfrequenz	10–24 Atemzüge/min	4 Punkte
	25–35 Atemzüge/min	3 Punkte
	über 35 Atemzüge/min	2 Punkte
	unter 10 Atemzüge/min	1 Punkt
	Atemstillstand	0 Punkte
3. Kreislauf		
Systolischer Blutdruck	über 90 mm Hg	4 Punkte
	70–90 mm Hg	3 Punkte
	50–70 mm Hg	2 Punkte
	unter 50 mm Hg	1 Punkt
	Kreislaufstillstand	0 Punkt
Kapilläre Füllung	Normal	2 Punkte
	Verzögert	1 Punkt
	Fehlt	0 Punkte
4. Beurteilung	Summe der erreichten Punkte	

NOTFÄLLE – Chirurgie

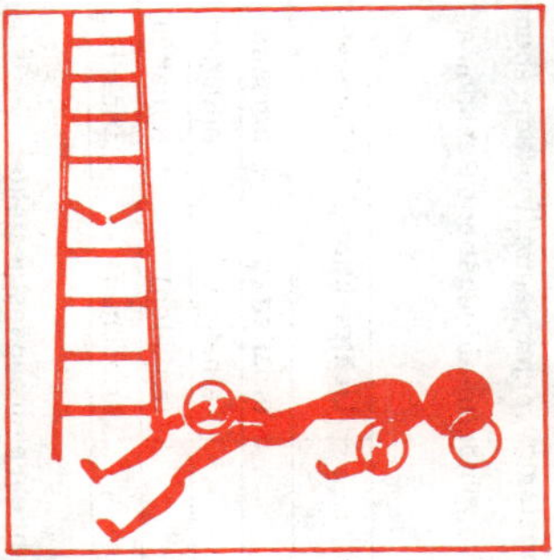

- Schema Hirnschädigung — Seite 118
- Schädel-Hirn-Trauma — Seite 199
- Blutung in das Schädelinnere — Seite 121
- Gesichtsschädeltrauma — Seite 123
- Wirbelsäulentrauma — Seite 125
- Thoraxtrauma — Seite 127
- Pneumothorax — Seite 129
- Differentialdiagnose — Seite 131
- Abdominaltrauma — Seite 133
- Akutes Abdomen — Seite 135
- Orientierung Abdomen — Seite 137
- Magen-Darmblutung — Seite 139
- Extremitätentrauma — Seite 141
- Polytrauma — Seite 143

Siehe auch:

- Erstuntersuchung — Seite 14
- Allgemeine Maßnahmen — Seite 21, 38
- Aspiration — Seite 67
- Volumenmangelschock — Seite 93
- Säure-Laugen-Verätzung — Seite 199
- Verbrennung — Seite 215
- Augenverletzung — Seite 224
- Stromunfall — Seite 228

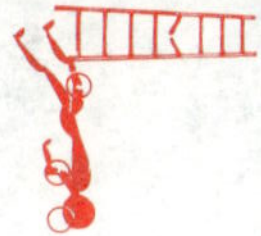

SCHEMA ZUR BEURTEILUNG DER BEWUSSTSEINSLAGE

Bewußtseinsklar: Ungestörte Wahrnehmung der Umgebung und prompte Reaktion auf äußere Reize

Bewußtseinsgetrübt: Verminderte Wahrnehmung der Umgebung, verlangsamte Reaktion, spontanes bzw. provoziertes Augenöffnen

Bewußtlos-komatös: Unerweckbar, Augen geschlossen, verminderte-aufgehobene Reaktion auf Schmerzreize

Koma-Stufe	Betroffenes Hirnareal	Reaktion auf Schmerzreize	Pupillen-weite	Lichtreaktion	Cornealreflex
I	Großhirn	erhalten	eng	erhalten	erhalten
II	Großhirn	ungezielt	mittel	(erhalten)	erhalten
III	Mittelhirn	Streckkrämpfe	(mittel)	(erhalten)	(erhalten)
IV	Stammhirn	keine	weit	erloschen	erloschen

Merke: Entscheidend für die Beurteilung ist nicht ein einmalig festgestellter Befund, sondern die zeitliche Entwicklung von Störungen.
Deshalb frühestmöglich einfache neurologische Erstuntersuchung (s.S. 15) und Dokumentation (Notfallprotokoll).

SCHÄDEL – HIRN – TRAUMA

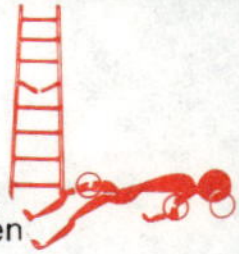

Angaben:

- Kopfschmerz, Schwindel, Erinnerungslücke, evtl. Sehstörungen und Bewegungsstörungen Übelkeit, Unfallmechanismus

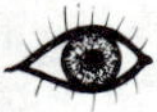

- Unruhe
- *Bewußtseinsstörungen* bis Bewußtlosigkeit
- evtl. *Streck-, Beugekrämpfe*
- Atemstörung bis Atemstillstand
- *Pupillendifferenz,* -erweiterung
- Blutung/Liquor aus Nase, Ohren und Mund

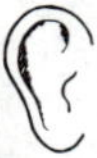

- Sprachstörungen

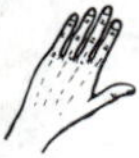

- Puls tachycard, evtl. arrhythmisch, bradycard (Druckpuls)
- evtl. Lähmungen

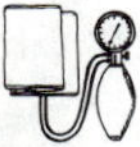

- Blutdruckanstieg

Maßnahmen:
RS:

- Beruhigung
- Freimachen – Freihalten der Atemwege
- Sauerstoffgabe, ggf. Beatmung

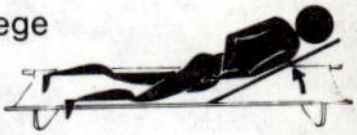

- Lagerung →

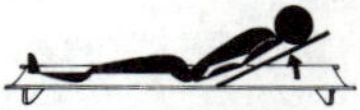

- Blutstillung
- sterile Wundabdeckung – Verband
- Wärmeerhaltung
- ständige Atem-, Puls- und RR-Überwachung
- venöser Zugang – langsame Ringer-Lactat-Infusion

NA:

- körperliche und neurologische Untersuchung
- großzügige Indikation zur Intubation und Beatmung (Hyperventilation)
- Medikamente:
  - Schmerzbekämpfung → z.B. Morphin (5–10 mg)
  - Sedierung → z.B. Valium® (5–10 mg)
  - Hirnödemprophylaxe → z.B. Fortecortin® (100 mg)
  - Krampfdurchbrechung → z.B. Valium® (20–40 mg)
  - ggf. Narkoseeinleitung (Trapanal®) s.S. 40

Merke:

- Bei Hinweisen auf ein *isoliertes* Schädel-Hirn-Trauma: Neurochirurgische Klinik anfahren. Wichtig ist die kontinuierliche Überwachung der Bewußtseinslage, um Veränderungen (z.B. Eintrübung) sofort zu erkennen.

RAUM FÜR PERSÖNLICHE ERGÄNZUNGEN:

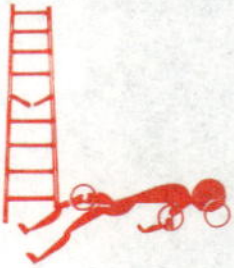

BLUTUNG IN DAS SCHÄDELINNERE

- Durch äußere Gewalteinwirkung (z.B. SHT).
- Ohne äußere Gewalteinwirkung (z.B. angeborene Gefäßmißbildung).

Angaben:

- Kopfschmerzen, Schwindel, Übelkeit

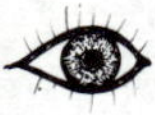

- *Bewußtseinsstörung* bis Bewußtlosigkeit (evtl. nach anfänglicher Ansprechbarkeit)
- Atemstörung bis Atemstillstand
- *Pupillenveränderungen* (weit, Seitenunterschied, keine Lichtreaktion)
- Nackensteifigkeit
- evtl. (Streck-) *Krämpfe*
- evtl. einnässen

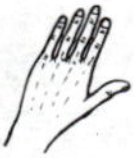

- evtl. Lähmungen
- Puls tachycard, bradycard (Druckpuls)

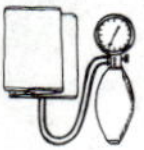

- evtl. Blutdrucksteigerung

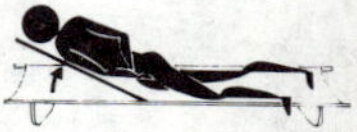

Maßnahmen:
RS:

- Beruhigung
- Lagerung ⟶ 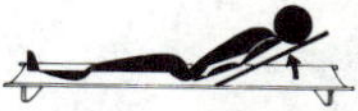
- Freimachen – Freihalten der Atemwege
- Sauerstoffgabe, ggf. Beatmung
- evtl. Wundverband
- Wärmeerhaltung
- ständige Atem-, Puls- und RR-Überwachung
- venöser Zugang – Ringer-Lactat-Infusion

NA:

- Körperliche und neurologische Untersuchung
- evtl. Intubation + Beatmung
- Medikamente:
- Schmerzbekämpfung ⟶ z.B. Morphin (5–10 mg)
- Sedierung ⟶ z.B. Valium® (5–10 mg)
- Hirnödemprophylaxe ⟶ z.B. Fortecortin® (100 mg)
- Krampfdurchbrechung ⟶ z.B. Valium® (20–40 mg)
- evtl. Narkoseeinleitung (z.B. Trapanal®) s.S. 40

Merke:

- Die Gefahr der intrazerebralen Blutung liegt in der Hirneinklemmung mit endgültigem Atem- und Herzkreislaufstillstand.

RAUM FÜR PERSÖNLICHE ERGÄNZUNGEN:

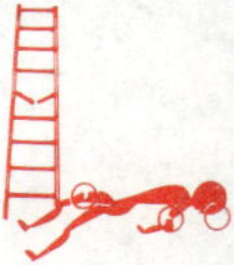

GESICHTSSCHÄDEL-TRAUMA

S.a. Schädel-Hirn-Trauma S. 119 + Augenverletzung S. 224

- Verletzungen von Weichteilen und Knochen im Gesichtsbereich.

Angaben:

- Schmerzen, evtl. Gefühlsstörungen, Unfallmechanismus

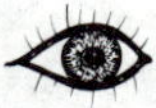

- evtl. Bewußtseinsstörung bis Bewußtlosigkeit
- Atemstörung
- *Verletzungen* im: Stirn-, Schläfen-, Nasenbein-, Augenbereich, Mund und Kiefer
- evtl. Knochensplitter

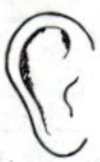

- evtl. Atemnebengeräusch

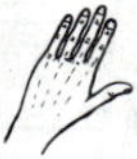

- Puls tachycard

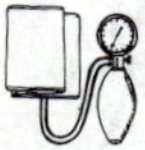

- Blutdruckabfall

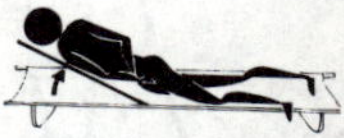

Maßnahmen:
RS:

- Beruhigung
- Lagerung ⟶

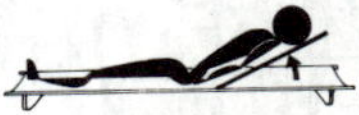

- Freimachen – Freihalten der Atemwege
- Sauerstoffgabe, ggf. Beatmung
- Blutstillung
- sterile Wundabdeckung – Verband
- Wärmeerhaltung
- ständige Atem-, Puls- und RR-Überwachung
- venöser Zugang – Ringer-Lactat-Infusion

NA:

- Großzügige Indikation zur Intubation und Beatmung (Aspirationsprophylaxe)
- ggf. Volumenersatz, z.B. HÄS 200 (500–1000 ml)
- Medikamente:
  - Schmerzbekämpfung ⟶ z.B. Morphin (5–10 mg)
  - Sedierung ⟶ z.B. Valium® (5–10 mg)
  - ggf. Narkoseeinleitung ⟶ s.S. 40

Merke:

- Bei Gesichtsverletzungen keine Magensonde, Absaugkatheter oder Wendltubus durch die Nase einführen: Verletzungsgefahr durch Abgleiten auf einen falschen Weg (Schädelinneres).

SCHEMA ZUR LOKALISATION EINER RÜCKENMARKSSCHÄDIGUNG

Segmentale Nervenversorgung der Haut

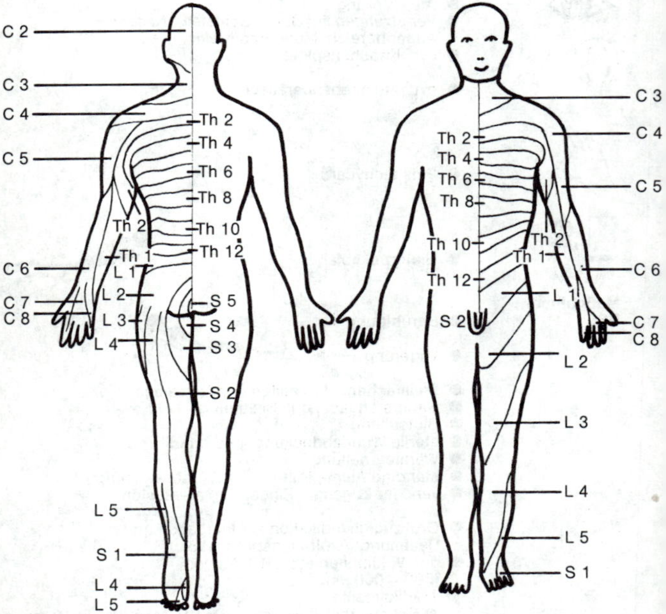

C = cervicale Segmente = Halswirbel
Th = thorakale Segmente = Brustwirbel
L = lumbale Segmente = Lendenwirbel
S = sacrale Segmente = Kreuzbein

WIRBELSÄULEN-TRAUMA

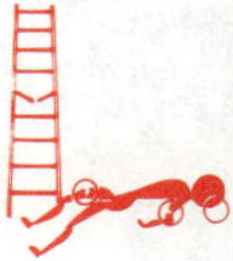

- Durch äußere Gewalteinwirkung Rückenmarksquetschung oder Durchtrennung mit unvollständigem bzw. vollständigem Querschnitt.

Angaben:

- Schmerz, Empfindungsstörungen, Ausfall der Fähigkeit zur aktiven Bewegung, meist der Beine (tiefer Querschnitt), Unfallmechanismus

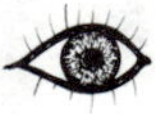

- evtl. Bewußtseinsstörung bis Bewußtlosigkeit
- unwillkürlicher Harn- und Stuhlabgang
- keine Reaktion auf Schmerzreiz, keine Abwehrbewegungen
- *Bewegungsstörungen*

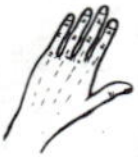

- Puls tachycard, evtl. bradycard (spinaler Schock)
- schlaffe Extremitäten (Lähmung)

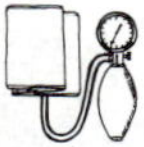

- Blutdruckabfall

Maßnahmen:
RS:

- Beruhigung
- keine unnötige Umlagerung
- Freimachen – Freihalten der Atemwege (keine Kopfüberstreckung)
- Sauerstoffgabe, ggf. Beatmung
- Ruhigstellung der Halswirbelsäule mit entsprechenden Manschetten, z.B. FERNO®
- Umlagerung mit Schaufeltrage oder mindestens 5 Helfern auf vorgeformte Vakuummatratze
- Wärmeerhaltung
- ständige Atem-, Puls- und RR-Überwachung (hoher Querschnitt)
- venöser Zugang – Ringer-Lactat-Infusion
- besonders schonender Transport (z.B. Hubschrauber)

NA:

- Körperliche und neurologische Untersuchung
- ggf. Intubation und Beatmung
- ggf. Volumenersatz, z.B. HÄS 200 (500–1000 ml)
- Medikamente:
  - Ödemprophylaxe ⟶ z.B. Fortecortin® (100 mg)
  - Schmerzbekämpfung ⟶ z.B. Morphin (5–10 mg)
  - Sedierung ⟶ z.B. Psyquil® (5–10 mg)

Merke:

- Jeder Bewußtlose (Unfallverletzte) muß so behandelt und transportiert werden, als ob ein Wirbelsäulentrauma vorliege.

- Bei jedem Unfallverletzten mit Nackenschmerzen und/oder neurologischen Störungen der Arme/Beine sollte die Halswirbelsäule ruhiggestellt werden.

RAUM FÜR PERSÖNLICHE ERGÄNZUNGEN:

THORAXTRAUMA

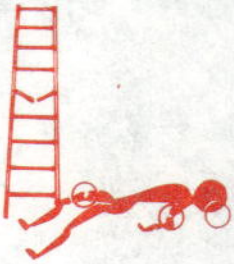

- Stumpfe (geschlossene) oder offene Verletzung des Thorax und seiner Organe

Folgen: (Spannungs-)Pneumothorax (s.S. 131), Hämatothorax, Herzbeuteltamponade, Tracheal- oder Bronchusabriß, Aorteneinriß, Herzkontusion

Angaben:

- Atemnot, atemabhängiger Schmerz, ggf. Herzschmerz, Unfallmechanismus.

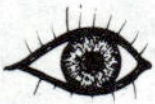

- *schnelle, flache, evtl. paradoxe Atmung*
- (Blut-)Husten
- Blässe bis Zyanose
- evtl. prallgefüllte Halsvenen
- *Prellmarken, ggf. Wunde*

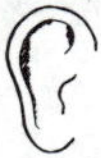

- evtl. Hautknistern
- evtl. einseitig fehlendes Atemgeräusch

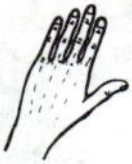

- Puls tachycard, kaum tastbar
- Schmerz beim Abtasten des Thoraxes

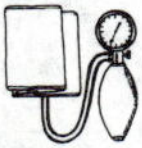

- Blutdruckabfall

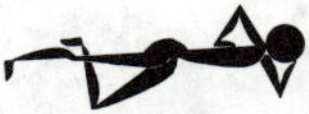

Maßnahmen:
RS:

- Beruhigung
- Lagerung ⟶

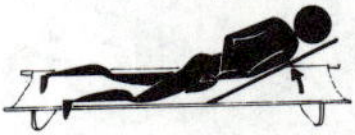

- Freimachen – Freihalten der Atemwege
- Sauerstoffgabe, ggf. Beatmung
- Thoraxwunde locker steril abdecken
- Wärmeerhaltung
- ständige Atem-, Puls- und RR-Überwachung
- venöser Zugang – Ringer-Lactat-Infusion

NA:

- Körperliche Untersuchung
- großzügige Indikation zur Intubation und Beatmung
- Volumenersatz, z.B. HÄS 200 (500–1000 ml)
- ggf. Pneumothoraxentlastung
- ggf. Herzbeutelpunktion
- Medikamente:
  - Schmerzbekämpfung ⟶ z.B. Morphin (5–10 mg)
  - Sedierung ⟶ z.B. Psyquil® (5–10 mg)

Merke:

- Bei Brustkorbverletzungen KEIN luftdichter Verband. Gefahr: Spannungspneumothorax.
- Fremdkörper in der Wunde belassen.
- Drainage eines Hämatothorax außerklinisch nicht sinnvoll. Statt dessen Volumenersatz und Beatmung.

RAUM FÜR PERSÖNLICHE ERGÄNZUNGEN:

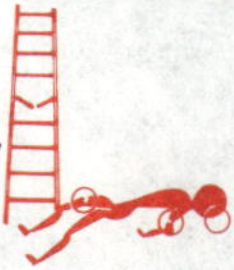

PNEUMOTHORAX

- Kollabieren eines Lungenflügels nach Verletzung der Lunge und/oder der Brustwand (z.B. Thoraxtrauma, Alveolarruptur).

Angaben:

- Atemabhängige, einseitige Brustschmerzen, *Atemnot*
- Unruhe

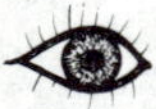

- veränderte Atembewegungen (Seitendifferenz)
- Blässe bis Zyanose
- evtl. Abhusten von blutig-schaumigem Sekret
- Prellmarken, Verletzung

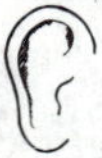

- Husten
- beim Abhören: *einseitig fehlendes Atemgeräusch*
- evtl. Hautknistern (Hautemphysem)

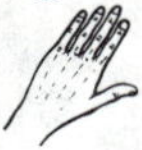

- Puls tachycard

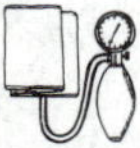

- evtl. Blutdruckabfall

Maßnahmen:
RS:

- Beruhigung
- Lagerung: möglichst auf verletzte Seite ⟶

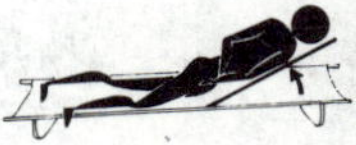

- Freimachen – Freihalten der Atemwege
- Sauerstoffgabe, ggf. Beatmung
- Thoraxwunde locker steril abdecken
- Wärmeerhaltung
- ständige Atem-, Puls- und RR-Überwachung
- venöser Zugang – Ringer-Lactat-Infusion

NA:

- Körperliche Untersuchung

Bei offenem Thorax: offenlassen

- Intubation und Beatmung

Bei Spannungspneumothorax:

- Punktion (z.B. 2-Braunüle®) im 2.–3. ICR, in der Medioclavikular-Linie
- Medikamente:
  - Schmerzbekämpfung ⟶ z.B. Morphin (5–10 mg)
  - Sedierung ⟶ z.B. Psyquil® (5–10 mg)

Merke: Bei offenem Pneumothorax KEIN luftdichter Verband, da insbesondere beim beatmeten Patienten daraus ein Spannungspneumothorax entstehen kann.

RAUM FÜR PERSÖNLICHE ERGÄNZUNGEN:

DIFFERENTIALDIAGNOSE

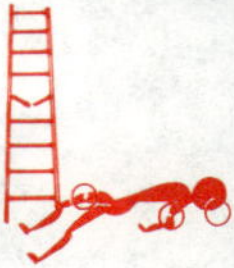

Pneumothorax		**Spannungs-Pneumothorax**
● *Atemnot* Schmerzen beim Atem	◄ **Angaben** ►	● *Zunahme von Schmerzen und Atemnot*
● Lufteintritt in den Pleuraraum von innen oder außen	◄ **Ursache** ►	● Zunehmende Luftmenge im Pleuraraum mit Kompression der Restlunge und Verschiebung des Mittelfellraumes
● Aufrechter Oberkörper ● Blässe ──► Zyanose evtl. ● Thoraxwunde ● blutiger Auswurf ● Paradoxe Atmung	◄ 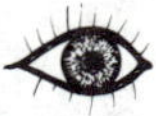 ►	Unter Beatmung (100% O_2)-Zunahme der Zyanose ● *Halsvenenstauung*
● Husten ● *einseitig fehlendes Atemgeräusch* beim Abhören ● evtl. Hautknistern (Hautemphysem)	◄ 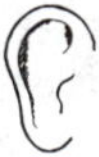 ►	*einseitig fehlendes Atemgeräusch* *evtl. Hautknistern (Hautemphysem)*
● Puls beschleunigt	◄ 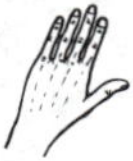 ►	● Puls tachycard kaum tastbar ● Haut kaltschweißig und feucht
● Blutdruck ø bis ▼	◄ 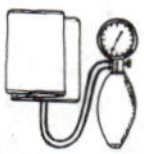 ►	● Blutdruck $\downarrow\downarrow\downarrow$
● Lagerung	◄ **Maßnahmen** ►	● Punktion, Wundspreizung

Merke:

● Steigt unter Beatmung z.B. eines Thoraxverletzten der Beatmungsdruck kontinuierlich an, immer an einen Spannungspneumothorax denken.

RAUM FÜR PERSÖNLICHE ERGÄNZUNGEN:

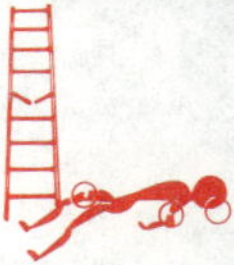

ABDOMINALTRAUMA

- Geschlossenes (stumpfes) Bauchtrauma, z.B. Milz-/Leberverletzung oder offenes (perforierendes) Bauchtrauma, z.B. Schuß-, Stich-, Pfählungsverletzung.

Angaben:
- Unfallmechanismus, Schmerzen, Übelkeit

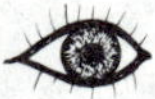

- *offene Verletzung*
- Fremdkörper
- Austreten von Darmschlingen
- *Prellmarken*
- typische Abwehrspannung
- schnelle, flache Atmung
- Blässe

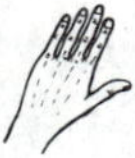

- Puls tachycard, kaum tastbar
- kalter, klebriger Schweiß
- harte Bauchdecke (Abwehrspannung)

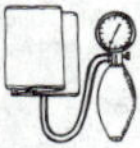

- Blutdruckabfall
- Zunahme des Bauchumfanges

Maßnahmen:
RS:
- Beruhigung
- Lagerung →

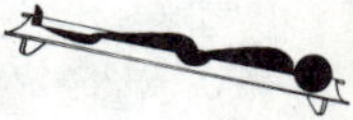

- Freimachen – Freihalten der Atemwege
- Sauerstoffgabe, ggf. Beatmung
- sterile Wundabdeckung, zusätzlich Ringpolster
- ausgetretene Darmschlingen nicht zurückstopfen
- evtl. eingedrungene Fremdkörper (Pfählung) belassen
- Wärmeerhaltung
- ständige Puls- und RR-Überwachung
- venöser Zugang – Ringer-Lactat-Infusion
- Vorabinformation der Klinik
- ggf. Transport mit Sondersignal

NA:
- Körperliche Untersuchung
- Volumenersatz, z.B. HÄS 200, ggf. Druckinfusion
- ggf. Intubation und Beatmung
- Medikamente:
  - Schmerzbekämpfung → z.B. Morphin (5–10 mg)
  - Sedierung → z.B. Psyquil® (5–10 mg)
  - ggf. Narkoseeinleitung s.S. 40
- Kreuzblutabnahme
- Magensonde

Merke:
- Gefahr: → Große, schwer abschätzbare Blutverluste innerhalb kurzer Zeit in die freie Bauchhöhle.

RAUM FÜR PERSÖNLICHE ERGÄNZUNGEN:

AKUTES ABDOMEN

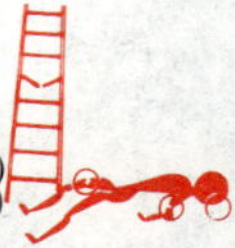

Ursachen:

- Durchbruch von Geschwüren (Magen, Darm),
- Verschluß von Blutgefäßen (Mesenterialinfarkt)
- Entzündung (Bauchspeicheldrüse, Blinddarm)
- Einklemmung von Darmschlingen (Hernien),
- Verschlüsse in Hohlorganen, Darm (Ileus), Gallenwege,
- Gynäkologische Erkrankungen (Gebärmutter, Eierstöcke, Bauchhöhlenschwangerschaft),
- Urologische Erkrankungen (Nierenstein, -abszeß)

Angaben:

- Plötzliche Bauchschmerzen, Übelkeit

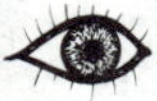

- Blässe
- flache, schnelle Atmung
- typische *Abwehrspannungshaltung*

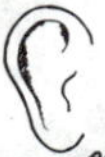

- evtl. fehlende Darmgeräusche (Stethoskop) Ileus

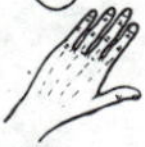

- Puls tachycard, kaum tastbar
- kalter Schweiß
- *harte Bauchdecke* (Abwehrspannung)
- Druckschmerz

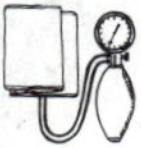

- evtl. Blutdruckabfall
- evtl. Fieber

Wichtig:

Schmerztyp (konstant, Intervall) und Lokalisation geben Anhaltspunkte über Art und Ursache (s.S. 137).

Maßnahmen:
RS:

- Beruhigung
- Lagerung →

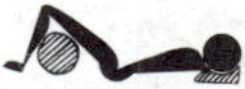

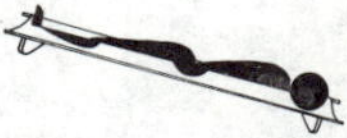

- Sauerstoffgabe, ggf. Beatmung
- Eß-, Trink- und Rauchverbot
- Wärmeerhaltung
- ständige Puls- und RR-Überwachung
- venöser Zugang – Ringer-Lactat-Infusion

NÄ:

- Körperliche Untersuchung
- Medikamente:
  - ggf. Volumenersatz → z.B. HÄS 200 (500–1000 ml)
  - Kolikunterbrechung → z.B. Buscopan® comp. (3–5 ml)
  - Sedierung → z.B. Valium® (5–10 mg)
- Magensonde

Merke:

- Auch Erkrankungen außerhalb des Bauchraumes (z.B. Herzinfarkt) können das Bild des akuten Abdomens immitieren.

RAUM FÜR PERSÖNLICHE ERGÄNZUNGEN:

ORIENTIERUNG ABDOMEN

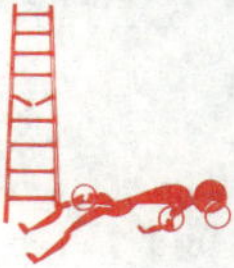

Rechter Oberbauch:
- Leber + Gallenblase
- Magenausgang
- Duodenum
- Pankreaskopf
- rechte Nebenniere
- Teil der rechten Niere
- Teil des aufsteigenden und querliegenden Dickdarms

Linker Oberbauch:
- Milz
- Teil des Magens
- Pankreasschwanz
- linke Nebenniere
- Teil der linken Niere
- Teil des querliegenden und absteigenden Dickdarms

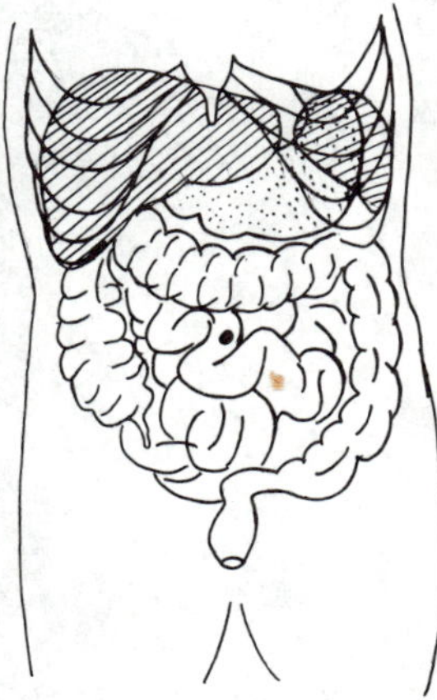

Rechter Unterbauch:
- Blinddarm + Wurmfortsatz
- Teil des aufsteigenden Dickdarms
- (volle) Blase
- rechter Eierstock
- rechter Eileiter
- Teil der Gebärmutter
- rechter Harnleiter

Linker Unterbauch:
- Teil des absteigenden Dickdarms
- (volle) Blase
- linker Eierstock
- linker Eileiter
- Teil der Gebärmutter
- linker Harnleiter

RAUM FÜR PERSÖNLICHE ERGÄNZUNGEN:

AKUTE MAGEN-DARM-BLUTUNG

- Durch Oesophagus- und Magenfundusvarizen, Geschwüre (Magen, Dünndarm), Tumoren (Magen, Darm), Entzündungen (Magen), Medikamente (z.B. Rheumamittel, gerinnungshemmende Substanzen).

Angaben:

- Übelkeit, Schmerzen, Schwächegefühl, Schwindel, Atemnot, evtl. Teerstuhl

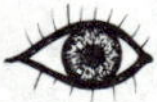

- Unruhe
- Bewußtseinsstörung bis Bewußtlosigkeit
- *Bluterbrechen* (hellrot oder kaffeesatzartig)
- evtl. Gelbsucht

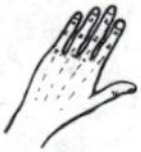

- Puls tachycard, kaum tastbar

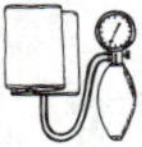

- Blutdruckabfall

Maßnahmen:

RS:

- Beruhigung
- Lagerung ⟶

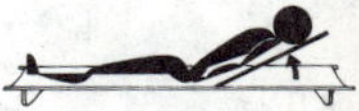

  evtl. zusätzlich Beine hochlagern
- Freimachen – Freihalten der Atemwege
- Sauerstoffgabe, ggf. Beatmung
- Wärmeerhaltung
- ständige Puls- und RR-Überwachung
- venöser Zugang – Ringer-Lactat-Infusion

NA:

- körperliche Untersuchung
- Volumenersatz, z.B. HÄS 200 (500–1000 ml)
- ggf. Intubation und Beatmung (Aspirationsgefahr)
- Medikamente:
  - Sedierung ⟶ Valium® (5–10 mg)
  - Schmerzbekämpfung ⟶ z.B. Buscopan® comp. (3–5 ml)
- Magensonde
- Kreuzblutabnahme

Merke:

- Da der tatsächliche Blutverlust nur schwer abschätzbar ist: Frühzeitig Blutkonserven anfordern.
- Da ein großer Teil dieser Patienten (durch Blut) eine Hepatitis übertragen kann: Eigenschutz beachten (Handschuhe).

EINTEILUNG DER FRAKTUREN

- **geschlossen:** Die Haut im Frakturbereich ist unversehrt. Der Knochen hat keine Verbindung zur Außenwelt.
- **erstgradig offen:** Durchspießung der Haut von innen durch ein Knochenbruchstück. Zusätzlich minimale Weichteilverletzung.
- **zweitgradig offen:** Größere Wunde und Weichteilverletzung. Zusätzlich (eventuell) Fremdkörper eingedrungen.
- **drittgradig offen:** Ausgedehnte Weichteilverletzung und Verschmutzung der Wunde. Zusätzlich (eventuell) Gefäß- und/oder Nervenverletzung

---

BLUTVERLUST BEI GESCHLOSSENEN FRAKTUREN

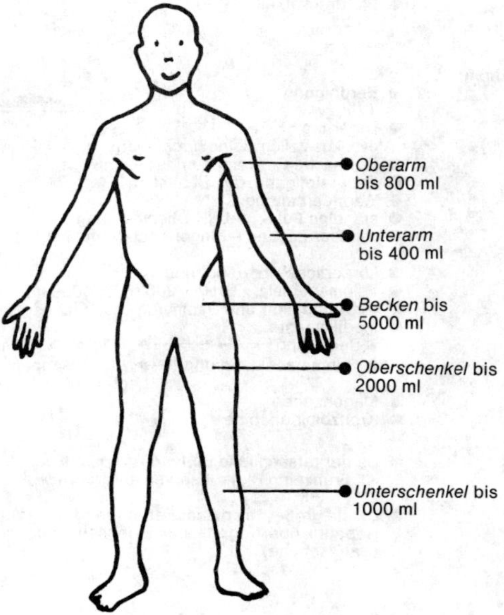

EXTREMITÄTENTRAUMA

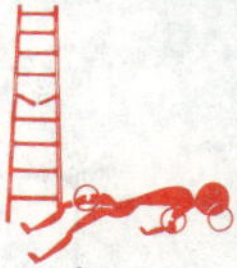

- Weichteilverletzungen, Verrenkungen, Knochenbrüche (offene/geschlossene Frakturen), Gefäß- und Nervenverletzungen durch äußere Gewalteinwirkung, Sportverletzungen.

Angaben:

- Schmerzen, Bewegungs-, Gefühlsstörungen, Unfallmechanismus

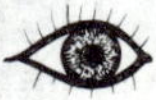

- Schwellung, *Prellmarken*
- *Wunde,* Blutung, Knochenbruchstücke
- abnorme Lage und/oder Beweglichkeit
- evtl. Bewegungsunfähigkeit
- Amputationsverletzung

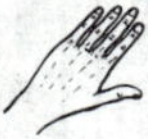

- kalte, blasse Extremitäten
- Puls tachycard, kaum tastbar
- evtl. kein Puls unterhalb der Bruchstelle

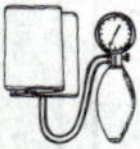

- Blutdruckabfall

Maßnahmen:
RS:

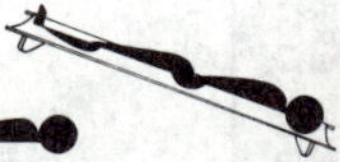

- Beruhigung
- Lagerung ⟶ 
- Blutstillung
- Freimachen – Freihalten der Atemwege
- Sauerstoffgabe, ggf. Beatmung
- Ruhigstellung der Fraktur
- Fremdkörper belassen
- sterile Wundabdeckung – Verband
- Amputierte Körperteile kühlen (steril umhüllen, in wasserdichtem Beutel)
- Wärmeerhaltung
- ständige Puls- und RR-Überwachung
- venöser Zugang – Ringer-Lactat-Infusion

NA:

- Körperliche Untersuchung
- ggf. Volumenersatz z.B. HAS 200 (500–1000 ml)
- Medikamente:
  - Schmerzbekämpfung ⟶ z.B. Morphin (5–10 mg)
  - Sedierung ⟶ z.B. Psyquil® (5–10 mg)

Merke:

- Blutverlust bei geschlossenen Frakturen nicht unterschätzen (evtl. mehrere Liter).
- Grobe Fehlstellungen nach geschlossenen/offenen Frakturen vorsichtig, unter Längszug einigermaßen achsengerecht reponieren.

PRIORITÄTEN-KONZEPT ZUR ERSTVERSORGUNG EINES POLYTRAUMATISIERTEN

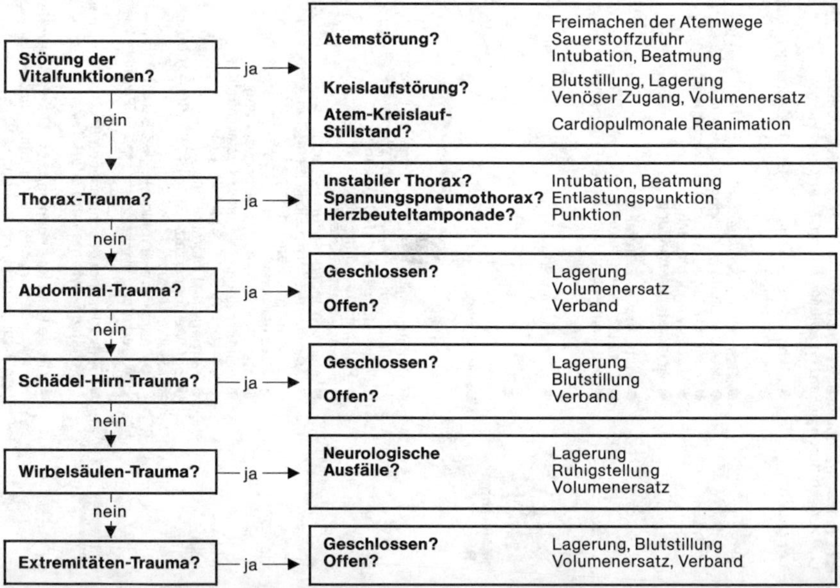

POLYTRAUMA

- Mehrfachverletzungen, die jede für sich lebensbedrohliche Störungen auslössen kann, s.a. spezielle Traumen.

Angaben:

- Schmerzen, Unfallmechanismus

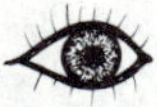

- Bewußtseinsstörung bis Bewußtlosigkeit
- Atemstörung bis Atemstillstand
- Anzeichen von *Schädel-Hirn-, Wirbelsäulen-, Thorax-, Abdominal- und/oder Extremitätentrauma*

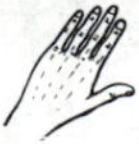

- Puls tachycard, kaum tastbar (evtl. Kreislaufstillstand)

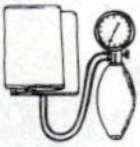

- Blutdruckabfall

Maßnahmen:
RS:

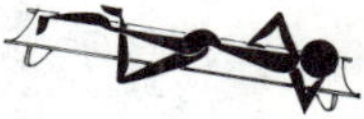

- Beruhigung
- Lagerung ⟶
- Freimachen – Freihalten der Atemwege
- Sauerstoffgabe, ggf. Beatmung
- Blutstillung
- Ruhigstellung von Frakturen
- sterile Wundabdeckung – Verband
- Wärmeerhaltung
- ständige Atem-, Puls- und RR-Überwachung
- venöser Zugang – Ringer-Lactat-Infusion

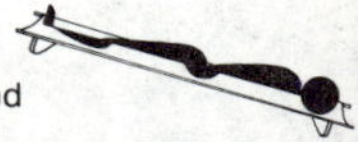

NA:

- Körperliche Untersuchung
- großzügige Indikation zur Intubation und Beatmung
- Schaffung großlumiger, venöser Zugänge
- Volumenersatz ⟶ z.B. HÄS 200 (1000–1500 ml)
- Medikamente:
  - Schmerzbekämpfung ⟶ z.B. Morphin (5–10 mg)
  - Sedierung ⟶ z.B. Psyquil® (5–10 mg)
  - ggf. Narkoseeinleitung ⟶ z.B. Ketanest® (1 mg/kg KG) s.S. 40
- Abnahme von Kreuzblut

Merke:

- Im Vordergrund der Behandlung steht die Sicherung und Stabilisierung der Vitalfunktionen, nicht die spezielle Versorgung einzelner Verletzungen.
- Insgesamt haben Thoraxverletzungen (Atemstörungen) und ggf. Abdominalverletzungen (Volumenmangel) Behandlungspriorität.

NOTFÄLLE – Gynäkologie

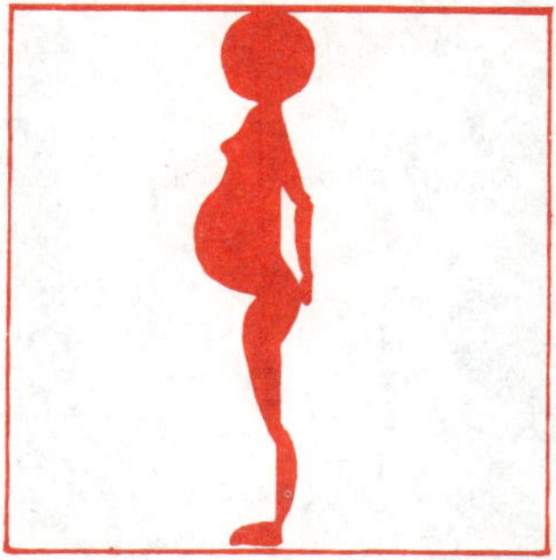

- **Blutung aus der Scheide** Seite 147
- **Vena cava Kompressions-syndrom** Seite 149
- **EPH-Gestose** Seite 151
- **Eklampsie** Seite 153
- **Bevorstehende Geburt** Seite 155
- **Nabelschnurvorfall** Seite 157
- **Notgeburt** Seite 159
- **APGAR-Schema** Seite 161

Siehe auch:

- **Erstuntersuchung** Seite 14
- **Allgemeine Maßnahmen** Seite 21
- **Volumenmangelschock** Seite 93
- **Akutes Abdomen** Seite 135
- **Neugeborenenreanimation** Seite 171

Merke:

- Nach Unfällen oder bei akuten Erkrankungen in der Schwangerschaft: Vorrangig geburtshilfliche Abklärung. Daher: Wenn keine vitale (chirurgische) Indikation besteht: Transport in eine gynäkologisch-geburtshilfliche Abteilung.

RAUM FÜR PERSÖNLICHE ERGÄNZUNGEN:

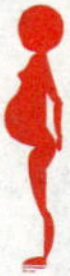

BLUTUNG AUS DER SCHEIDE

- Durch Plazentastörung (z.B. vorzeitige Lösung), Fehlgeburt (Abort), Tumor, Verletzung (kriminelles Delikt, Fremdkörper).

Angaben:

- Abgang von Blut, evtl. Gewebsteilen, Fruchtwasser, evtl. Wehenschmerzen

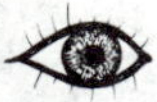

- *Blutung aus der Scheide*
- Unruhe
- evtl. Blässe, schlechte Venenfüllung
- Nagelbettprobe verzögert

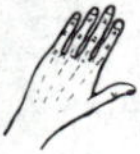

- Puls tachycard
- kalter, klebriger Schweiß

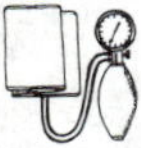

- evtl. Blutdruckabfall
- evtl. Temperaturanstieg

Maßnahmen:
RS:

- Beruhigung
- Lagerung (nach Fritsch) →

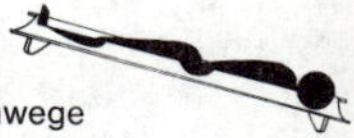

- Freimachen – Freihalten der Atemwege
- Sauerstoffgabe, ggf. Beatmung
- Wärmeerhaltung
- ständige Puls- und RR-Überwachung
- venöser Zugang – Ringer-Lactat-Infusion
- schonender Transport
- evtl. ausgestoßene Teile mit in die Klinik bringen

NA:

- körperliche Untersuchung
- ggf. Volumenersatz → z.B. HÄS 200 (500–1000 ml)
- Medikamente:
  - Sedierung → z.B. Valium® (5–10 mg)
  - Schmerzbekämpfung → z.B. Buscopan comp. (3–5 ml)
  - Wehenhemmung → z.B. Berotec Spray® (5 Hübe)

Merke:

- Aus jeder gynäkologischen Blutung kann sich ein Volumenmangelschock entwickeln.
- Zusätzlich muß in Betracht genommen werden, daß im Uterus größere Blutmengen vorhanden sein können, die Blutung nach außen also nur die Spitze des Eisberges darstellt.
- Bei drohendem oder inkomplettem Abort kann eine vital bedrohliche Blutung durch Syntocinon® (10 I.E.) i.v. behandelt werden.

RAUM FÜR PERSÖNLICHE ERGÄNZUNGEN:

VENA-CAVA-KOMPRESSIONSSYNDROM

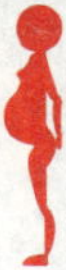

- Schockzustand durch Druck der Gebärmutter auf die untere Hohlvene (Vena cava inf.) mit Behinderung des venösen Rückstromes zum Herzen.

Angaben:

- Schwindel, Schwächegefühl, Übelkeit

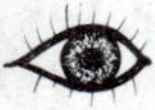

- *Bewußtseinsstörung* bis Bewußtlosigkeit
- *Blässe* bis Zyanose
- Halsvenen nicht sichtbar

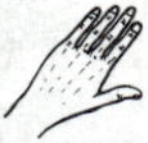

- *Puls tachycard, kaum tastbar*
- kalter, klebriger Schweiß
- kühle Extremitäten
- Nagelbettprobe verzögert

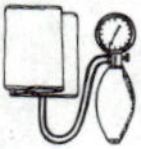

- Blutdruckabfall

Maßnahmen:

RS:

- Beruhigung
- Lagerung (linke Seite) ——▶

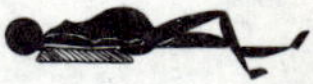

- Sauerstoffgabe
- Wärmeerhaltung
- ständige Puls- und RR-Überwachung
- venöser Zugang – Ringer-Lactat-Infusion
- schonender Transport

NA:

- Körperliche Untersuchung
- *selten:* Volumenersatz ——▶ z.B. HÄS 200 (500 ml)

Merke:

- Auch wenn sich der Zustand nach Linksseitenlagerung normalisiert, sollte eine geburtshilfliche Abklärung unbedingt (Schädigung des Feten?) erfolgen.

RAUM FÜR PERSÖNLICHE ERGÄNZUNGEN:

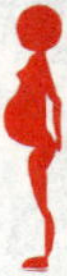

EPH-GESTOSE (PRÄEKLAMPSIE)

- am Ende der *Schwangerschaft* plötzliches Auftreten von Ödemen, Hypertonie und Eiweiß im Urin.

Angaben:

- Kopfschmerzen, Übelkeit, Bauchschmerzen, Augenflimmern

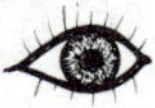

- Unruhe
- geschwollene Beine

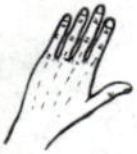

- Puls tachycard
- *Ödeme*

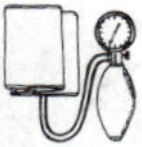

- *Blutdruck erhöht*

Maßnahmen:
RS:

- Beruhigung
- Lagerung (linke Seite) ——▸

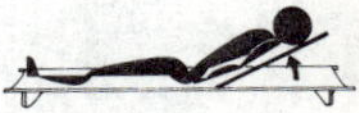

- Sauerstoffgabe, evtl. Beatmung
- venöser Zugang – Ringer-Lactat-Infusion
- Wärmeerhaltung
- ständige Puls- und RR-Überwachung
- ruhige Atmosphäre schaffen
- schonender Transport, ohne Sondersignal

NA:

- Körperliche Untersuchung
- Medikamente:
  - Sedierung ——▸ z.B. Valium® (5–10 mg)
  - Blutdrucksenkung ——▸ z.B. Nepresol® (5–25 mg)
  - Ausschwemmung ——▸ z.B. Lasix® (10–40 mg)

Merke:

- Aus einer EPH-Gestose kann sich jederzeit ein eklamptischer Anfall entwickeln (s.S. 153).

- E = Edema = Oedeme
- P = Proteinuria = Eiweiß im Urin
- H = Hypertension = Hoher Blutdruck

RAUM FÜR PERSÖNLICHE ERGÄNZUNGEN:

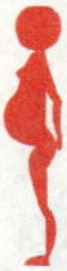

EKLAMPSIE

S.a. EPH-Gestose S. 151

- Plötzlich einsetzender Krampfanfall im Verlauf der (Spät-)*Schwangerschaft* in Verbindung mit Ödemen und Hypertonie.
  Akute Lebensgefahr für Mutter und Kind.

Vorzeichen:

- Unruhe, Kopfschmerzen, Augenflimmern
- Ohrensausen
- Übelkeit, Erbrechen
- Bauchschmerzen
- Ödeme

Eklamptischer Anfall, Bild wie epileptischer Anfall:

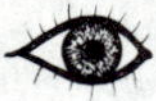

- *tonisch-klonische Krämpfe*
- Bewußtlosigkeit
- Atmung unregelmäßig, evtl. Atemstillstand

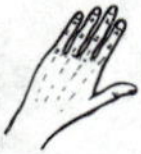

- Puls tachycard, gut tastbar

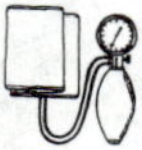

- *Blutdruck erhöht*

Maßnahmen:

RS:

- Beruhigung
- Lagerung (linke Seite) ——▶

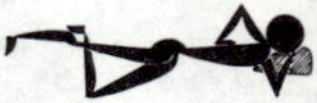

- Freimachen – Freihalten der Atemwege
- Sauerstoffgabe, ggf. Beatmung
- Schutz vor Verletzungen
- Reizabschirmung
- venöser Zugang – langsame Ringer-Lactat-Infusion
- Wärmeerhaltung
- ständige Puls- und RR-Überwachung
- schonender Transport (ohne Sondersignal)

NA:

- körperliche Untersuchung
- ggf. Intubation und Beatmung
- Medikamente:
  - Blutdrucksenkung ——▶ z.B. Nepresol® (5–25 mg)
  - Ausschwemmung ——▶ z.B. Lasix® (10–40 mg)
  - Sedierung ——▶ z.B. Valium® (5–10 mg)
  - Krampfdurchbrechung ——▶ z.B. Valium® (20–40 mg)
  - evtl. Narkoseeinleitung ——▶ z.B. Trapanal®, s.S. 40

Merke:

- Licht- und akustische Reize können jederzeit einen neuen Anfall auslösen.

RAUM FÜR PERSÖNLICHE ERGÄNZUNGEN:

BEVORSTEHENDE GEBURT

● Eröffnungsperiode – Eröffnung des Muttermundes

Angaben:

- Fortgeschrittene *Schwangerschaft,* regelmäßige *Wehen alle 5–10 Minuten,* Dauer ca. 30–60 Sekunden

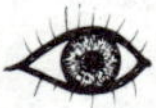

- Abgang von Blut/Schleim/Fruchtwasser

Maßnahmen:
RS:/NA:

- Beruhigung
- Patientin darf nicht umherlaufen
- Lagerung ⟶

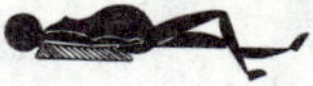

- Inspektion des Genitales
- sterile Vorlage
- venöser Zugang – Ringer-Lactat-Infusion
- evtl. Wehenhemmung, z.B. Berotec-Spray® (5 Hübe)
- Wärmeerhaltung
- ständig Puls- und RR-Überwachung
- Voranmeldung in der Klinik
- schonender Transport

Merke:

Folgende Angaben sind aus dem Mutterpaß zu entnehmen:

- Erst- oder Mehrgebärende
- voraussichtlicher Geburtstermin
- Schwangerschaftsverlauf
- zu erwartende Komplikationen

Vor Beginn des Transportes sollte das *Notgeburtsbesteck* bereitgelegt werden:

- sterile Unterlage
- sterile Handschuhe
- sterile Kompressen } ⟵ Dammschutz
- sterile Schere
- sterile Nabelklemmen } ⟵ Abnabelung
- dünne Einmalabsauger
- Alufolie

sowie die für die Neugeborenenreanimation benötigten Gegenstände.

RAUM FÜR PERSÖNLICHE ERGÄNZUNGEN:

NABELSCHNURVORFALL

- Nach Abgang von Fruchtwasser Vorfall der Nabelschnur, welche dann durch den tiefertretenden Kopf abgedrückt werden kann. Dadurch akute Minderversorgung des Kindes.

Angaben: Fortgeschrittene *Schwangerschaft,* evtl. Wehen, Abgang von Blut/Schleim/*Fruchtwasser*

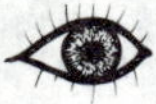

- evtl. aus dem Muttermund heraushängende Nabelschnur

Maßnahmen:
RS:/NA:

- Beruhigung
- Lagerung ⟶

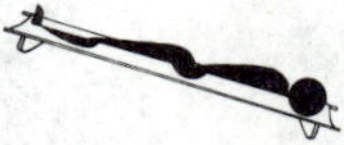

- Vaginales Hochdrücken des Kopfes (Notarzt)
- Wehenhemmung mit Berotec-Spray® (5 Hübe)
- evtl. Partusistengabe durch Notarzt
- venöser Zugang – Ringer-Lactat-Infusion
- Wärmeerhaltung
- zügiger Transport

Merke:

- Die Gefahr des Nabelschnurvorfalles besteht besonders bei herumlaufenden Patientinnen nach erfolgtem Blasensprung. Daher Schwangere stets liegend (Linksseitenlagerung) transportieren.

RAUM FÜR PERSÖNLICHE ERGÄNZUNGEN:

NOTGEBURT

S.a. Neugeborenenreanimation S. 171

Angaben:

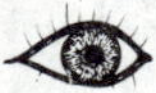

- *alle 2 Minuten Wehen,* Dauer 60–90 Sekunden
- Kindlicher Kopf in der Scheide sichtbar

Maßnahmen:
RS:/NA:

- Beruhigung (aller Anwesenden)
- ggf. Verständigung eines Geburtshelfers
- Lagerung ——▸

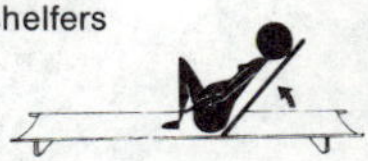

- sterile Unterlage
- zur Unterstützung beim Pressen Kopf anheben, Kinn auf die Brust
- Dammschutz
- erst obere, dann untere Schulter entwickeln
- Kind seitlich auf den Bauch der Mutter legen
- Absaugen (Mund, Rachen, zuletzt Nase)
- Sauerstoffgabe, ggf. Beatmung
- Abnabeln (2 Klemmen: Handbreit vom Nabel, mit (steriler) Schere zwischen den Klemmen, Nabelschnur durchschneiden
- Kind abtrocknen
- APGAR bestimmen (s.S. 161)
- Wärmeschutz (Alufolie)
- Mutter: (Fritsche Lagerung)

- Nachgeburt mit in die Klinik bringen
- schonender Transport
- Gratulieren nicht vergessen

Merke:

- Geburtszeitpunkt festhalten.

RAUM FÜR PERSÖNLICHE ERGÄNZUNGEN:

APGAR-SCHEMA

– zur Beurteilung von Neugeborenen

Punkte:	**0**	**1**	**2**
A **Atmung**	Keine	Unregelmäßig	Regelmäßig, kräftig
P **Puls**	Kein	Unter 100/min	Über 100/min
G **Grundtonus**	Schlaff	Träge Bewegungen	Spontan-bewegungen
A **Aussehen**	Blau oder blaß	Stamm rosig, Extremitäten blau	ganz rosig
R **Reflexe**	Keine	Grimassen	Schreien, Husten, Niesen

Bewertung: Nach 1/5/10 Minuten

10–7 Punkte = (sehr) gut *(lebensfrisch)*
——► Wärmeerhaltung, Überwachung

6–4 Punkte = (mittel-)schwere *Störung*
——► Sauerstoffgabe, ggf. Beatmung, erneutes Absaugen, Wärmeerhaltung, Überwachung

unter 4 Punkte = schwerste Störung *(Asphyxie)*
——► Reanimation s.S. 171

Merke:

- Ständige Überwachung (Atmung, Herzaktion) durch Stethoskop, welches im Bereich der linken Brustwarze des Kindes aufgeklebt wird.

Weitere Maßnahmen s. Neugeborenenreanimation S. 171.

NOTFÄLLE – KINDER

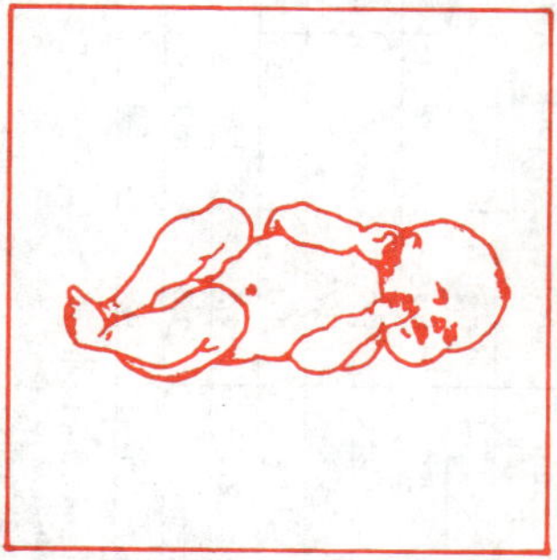

- **Normalwerte** Seite 165
- **Differentialdiagnose** Seite 166
- **Atemnot** Seite 167
- **Krampfanfall** Seite 169
- **Reanimation** Seite 171

Siehe auch:

- **Erstuntersuchung** Seite 14
- **Allgemeine Maßnahmen** Seite 21
- **Cardio-pulmonale Reanimation** Seite 33
- **Unklare Bewußtlosigkeit** Seite 51
- **Wasser-Elektrolyt-Haushalt** Seite 109
- **Notgeburt** Seite 159
- **APGAR-Schema** Seite 161
- **Vergiftungen** Seite 173

Merke: ● Ein Kind ist kein kleiner Erwachsener.

MEDIKAMENTEN-DOSIERUNGEN: RICHTWERTE KINDER

Alter (Jahre)	Gewicht (kg)	Defibrillation (J = Wsec)	Suprarenin 1:10 verd. (ml)	$NaHCO_3$ 8,4% 1:1 verd. (ml)	Morphin 1:10 verd. (ml)	Valium® (ml)	Glucose 40% (ml)	Infusion (ml/Std.)
Neugeb.	4	10	0,4	4	0,4	0,25	4	20– 60
1/2	7	15	0,7	7	0,7	0,45	7	35–100
1	10	20	1,0	10	1,0	0,6	10	50–150
2	12	25	1,2	12	1,2	0,75	12	60–180
4	16	30	1,6	16	1,6	1,0	16	80–240
6	20	40	2,0	20	2,0	1,2	20	100–300
9	30	60	3,0	30	3,0	1,8	30	150–450
14	50	100	5,0	50	5,0	3,0	50	250–750

Merke: Die angegebenen Richtwerte können nur zur Orientierung über die ungefähr angezeigten Dosen dienen.
Die tatsächliche Dosierung ist jeweils den aktuellen Bedingungen entsprechend zu wählen.

„NORMALWERTE“ KINDER

Alter (Jahre)	**Größe** (cm)	**Gewicht** (kg)	**Atem-frequenz** (pro min.)	**Atemzug-volumen** (ml)	**Tubus-größe** (mm)	**Puls** (pro min.)	**Blutdruck** (mmHg)
Neugeb.	50	4	50	40	3,0	140	80/40
1/2	70	7	40	50	3,5	130	80/50
1	80	10	35	80	4,0	120	85/60
2	90	12	30	100	4,5	110	85/60
4	100	16	28	150	5,0	100	85/60
6	120	20	25	200	5,5	95	90/60
9	140	30	20	300	6,0	90	100/65
14	155	50	18	400	6,5	80	115/70

Merke: Eine solche Tabelle kann selbstverständlich nur Anhaltswerte liefern. Die Maßnahmen (z.B. Beatmung) sind jeweils den tatsächlichen Verhältnissen anzupassen.

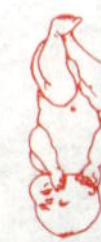

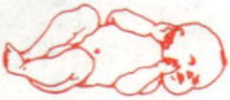

DIFFERENTIALDIAGNOSE

Pseudo Krupp		**Epiglottitis**
● Viren	◀ **Ursache** ▶	● Bakterien
● Inspiratorisch + Stridor + Einziehen	◀ **Atemgeräusch** ▶	● Inspiratorisch + Stridor + Einziehen
● befriedigend	◀ **Allgemeinzustand** ▶	● schwer krank
● langsam	◀ **Beginn** ▶	● schnell
● liegend	◀ **Haltung im Bett** ▶	● sitzend nach vorn gebeugt
● heiser bis aphonisch	◀ **Stimme** ▶	● kloßig, nicht heiser
● bellend	◀ **Husten** ▶	● keiner
● keine Beschwerden	◀ **Schlucken** ▶	● Beschwerden
● normal	◀ **Speichelfluß** ▶	● verstärkt
● entzündliche Schwellung unterhalb des Kehlkopfes	◀ **Lokalbefund** ▶	● Schwellung des Kehldeckels
● in 1% der Fälle	◀ **Intubation erforderlich** ▶	● in 50–85% der Fälle
● mäßig	◀ **Atemnot** ▶	● deutlich
● mäßig	◀ **Fieber** ▶	● hoch

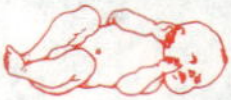

ATEMNOT

- Infektion der oberen Luftwege,
  z.B. (Pseudo-)Krupp-Syndrom, Epiglottitis, Laryngitis, Bronchitis.
  Innerhalb von Stunden sich entwickelndes Krankheitsbild.
- Fremdkörper, z. B. Spielzeug, Nahrungsmittel

Angaben:

- der Eltern:
  Atemnot, Unruhe, Schwäche, Trinkunlust

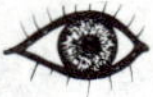

- evtl. Bewußtseinsstörung
- *grau-fahles Aussehen, evtl. Zyanose*
- schnelle, flache Atmung
- evtl. Inverse Atmung, Nasenflügeln, Brustkorbeinziehungen

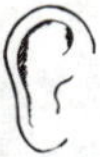

- Husten – Heiserkeit
- ziehendes (Ein-)Atemgeräusch *(Stridor)*

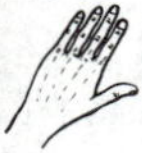

- Puls tachycard

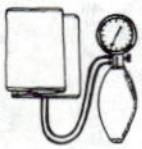

- evtl. Fieber

Maßnahmen:
RS:

- Beruhigung
- Freimachen – Freihalten der Atemwege
- Sauerstoffgabe, ggf. Beatmung (Kindermaske)
- (bei Fieber z.B. kalte Wadenwickel)

NA:

- Körperliche Untersuchung
- ggf. Fremdkörper entfernen (Magillzange)
- ggf. Intubation (schwierig), kleinen Tubus wählen
- venöser Zugang – Ringer-Lactat-Infusion
- Medikamente:
  - Sedierung → z.B. Valium® (0,2–0,3 mg/kg KG) bzw. Diazepam rectal (5 mg/10 kg KG)
  - Entzündungshemmung → z.B. Fortecortin® (2 mg/kg KG)
  - Bronchialerweiterung → z.B. Euphyllin® (4 mg/kg KG in 100-ml-Infusion)
- Transport mit Notarzt.

SÄUGLINGS-FIEBER-TOXIKOSE

- Durch bakterielle/und virale Darminfektionen, evtl. Medikamenten-unverträglichkeiten bedingte Flüssigkeitsverluste. Bei Gewichtsverlusten (= Flüssigkeitsverlusten) über 10% des Körpergewichtes: Akute Schockgefahr.

Angaben:

- Erbrechen, Durchfall, allgemeine Schwäche, Trinkunlust
- Meist Kinder im ersten und zweiten Lebensjahr betroffen

- Unruhe, Erregung, evtl. Krämpfe
- Bewußtseinstrübung bis Bewußtlosigkeit
- tiefliegende, weit offene (halonierte) Augen
- Blässe, evtl. Zyanose,
- Zentralisation
- schnelle, flache Atmung

- trockene, welke, marmorierte Haut
- stehende Hautfalten
- eingesunkene Fontanelle
- schneller, flacher Puls
- Fieber

Maßnahmen:
RS

- Beruhigung
- Lagerung ⟶ 

- Freimachen – Freihalten der Atemwege
- Sauerstoffgabe, ggf. Beatmung (Kindermaske)
- Kleidung öffnen, bei Fieber z.B. kalte Wadenwickel
- Infusion vorbereiten, z.B. Ringer-Lactat mit Glucosezusatz

NA:

- körperliche und neurologische Untersuchung
- Blutzuckerteststreifen
- Venöser Zugang – Ringer-Lactat-Infusion (+ 10–20 ml Glucose 40%)
- Medikamente
  - Sedierung ⟶ z.B. Valium® (0,2–0,3 mg/kg KG)
  - Hypoglykämie ⟶ z.B. Glucose 40% (1–1,5 ml/kg KG)
  - Exsikkose ⟶ z.B. Ringer-Lactat, ggf. Volumenersatz (anfangs 10–20 ml/kg KG und Stunde)
  - Hirnoedemprophylaxe ⟶ z.B. Fortecortin® (1 mg/kg KG)

Wegen der Gefahr der Auslösung/Verstärkung eines Hirnoedems ⟶ keine elektrolytfreien Infusionslösungen (z.B. Glucose 5%)

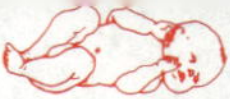

AKUTER KRAMPFANFALL

- Vieldeutiges Krankheitszeichen bei Fieber, Flüssigkeitsmangel, Entzündung (Hirnhaut, Gehirn), Vergiftung, Stoffwechselstörung, Epilepsie und Tumor.

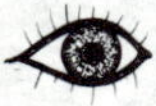

- Zunächst *tonische,* später *klonische Krämpfe*
- Bewußtseinsstörung bis Bewußtlosigkeit (evtl. bereits Nachschlaf)
- grau-fahles Aussehen, evtl. Zyanose

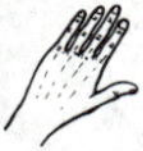

- Puls tachycard
- evtl. Hautturgor herabgesetzt („stehende Hautfalten“)

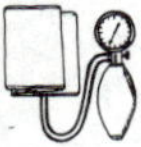

- evtl. Fieber
- evtl. Hypoglykämie

Maßnahmen:

RS:

- Beruhigung
- Lagerung ⟶ 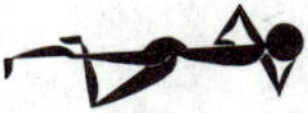
- Freimachen – Freihalten der Atemwege
- Sauerstoffgabe, ggf. Beatmung (Kindermaske)
- Schutz vor Verletzung
- Infusion vorbereiten (z.B. Ringer-Lactat)
- Wärmeerhaltung

NA:

- körperliche und neurologische Untersuchung
- venöser Zugang – Ringer-Lactat-Infusion
- Blutzuckerteststreifen
- ggf. Narkoseeinleitung, Intubation, Beatmung
- Medikamente:
  - Krampfdurchbrechung ⟶ z.B. Valium® (0,3–0,5 mg/kg KG)
  - Status epilepticus ⟶ z.B. Trapanal® (3–5 mg/kg KG)
  - Hypoglykämie ⟶ z.B. Glucose 40% (1–1,5 ml/kg KG)
  - Exsikkose ⟶ z.B. Ringer-Lactat (anfangs: 10–20 ml/kg KG und Stunde)

Merke:

- Bei Kindern mit Krampfanfall oder Bewußtlosigkeit immer an eine Vergiftung denken.
- Wichtig ist auch das Befragen der Angehörigen nach früheren, ähnlichen Ereignissen.
- Ist kein venöser Zugang anzulegen, kann hilfsweise Diazepam rectal (5 mg/10 kg KG) gegeben werden.

RAUM FÜR PERSÖNLICHE ERGÄNZUNGEN:

REANIMATION VON NEUGEBORENEN UND KLEINKINDERN

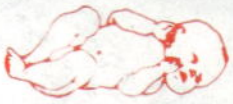

Ältere Kinder werden entsprechend den Richtlinien für Erwachsene behandelt (s.S. 34).

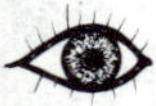

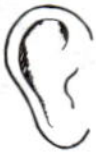

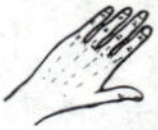

● *Atemstillstand* ● *Kreislaufstillstand*

Maßnahmen:

RS:

- *Lagerung* ⟶ 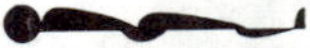
- *Freimachen – Freihalten der Atemwege,* z.B. Absaugen, vorsichtiges, mäßiges Überstrecken des Kopfes (kindliche Anatomie), Schnüffelstellung
- *Beatmung:* Mund zu Mund *und* Nase, Kindermaske-Beutel, Sauerstoffzusatz
- Beatmungsvolumen, -druck, -frequenz (Anhaltswerte s.S. 165)
- *Herzdruckmassage* (wenn Puls unter 80/min.)
  Bei Neugeborenen: 2 Finger auf Brustbein ca. 100 mal pro Minute, ca. 2 cm eindrücken
  Bei Kleinkindern: mit einer Hand auf unteres Brustbein, ca. 60–80 mal pro Minute, ca. 2–3 cm eindrücken
  Herzdruckmassage: Beatmung = 5 : 1
- Wirkungskontrolle alle 2–3 Minuten (Pulstastung an der Oberarmschlagader)
- Wärmeerhaltung

NA:

- *Intubation:* Bei Neugeborenen mit geradem (Foregger-) Spatel, Tubusgröße (s.S. 28), Anhaltswert: etwa Kleinfingerdurchmesser des Kindes
  Nach Lagekontrolle Tubus kürzen (Totraumverkleinerung)
- *Medikamente:*

● Suprarenin® (i.v. od.üb.Tubus)	1 + 9 verdünnen	etwa 0,01 mg/kg KG (= 0,1 ml)
● Natriumbicarbonat 8,4%	1 + 1 verdünnen	etwa 1 mval/kg KG (= 1 ml)
● Calcium 10%	unverdünnt	etwa 0,2 ml/kg KG

etwa nach 5 Minuten wiederholen

- *Defibrillation,* kleine Elektroden verwenden (2 Wsec/kg KG), evtl. Steigerung (max. 4 Wsec/kg KG)
- *Flüssigkeitsersatz* (etwa 5 ml/kg KG und Stunde)
- *Glucosezufuhr:* Glucose 40% (1 ml/kg KG)

Merke:

- Kinder überstehen Sauerstoffmangelzustände wesentlich besser als Erwachsene. Deshalb in jedem Fall Reanimation beginnen!
- Die Wiederherstellung bzw. das Ingangsetzen einer ausreichenden *Atmung* ist die *entscheidende* Maßnahme bei der Reanimation Neugeborener und kleiner Kinder.

RAUM FÜR PERSÖNLICHE ERGÄNZUNGEN:

NOTFÄLLE – Vergiftungen

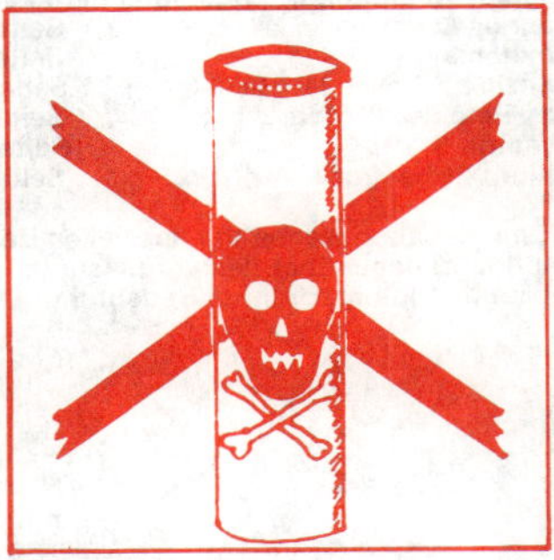

- **Kohlenmonoxidvergiftung** Seite 175
- **Kohlendioxid (Erstickung)** Seite 177
- **Reizgasvergiftung** Seite 179
- **Alkoholvergiftung** Seite 181
- **Methanolvergiftung** Seite 183
- **Medikamentenvergiftung** Seite 185
- **Atropinvergiftung** Seite 187
- **Morphinvergiftung** Seite 189
- **Alkylphosphatvergiftung** Seite 191
- **Blausäurevergiftung** Seite 193
- **Kohlenwasserstoffvergiftung** Seite 195
- **Schaumbildner** Seite 197
- **Säure-Laugen-Verätzung** Seite 199
- **Lebensmittel-Pilzvergiftung** Seite 201

Siehe auch:
- **Erstuntersuchung** Seite 14
- **Allgemeine Maßnahmen** Seite 41
- **Antidota** Seite 44
- **Gegengiftpaket** Seite 275

Merke: Unabhängig von der Ursache der Vergiftung hat die Sicherstellung der Vitalfunktionen absoluten Vorrang vor spezifischen Maßnahmen.

CHEMISCHE STOFFE

Eine Vielzahl chemischer Stoffe kann im Haushalt und am Arbeitsplatz akute Vergiftungsnotfälle verursachen.
Beispielhaft seien eine Reihe von Gefahrstoffen genannt die giftig, gesundheitsschädlich, ätzend, reizend, explosiv, brandfördernd, entzündlich, krebserregend, fruchtschädigend und/oder erbgutverändernd sein können.

- **Säuren, Laugen** Seite 199
- **Ammoniak** Seite 179
- **Benzin** Seite 195
- **Tri-, Perchlorethylen** Seite 179
- **Zyanide** Seite 193
- **Chlor, Nitrosegas** Seite 179

Schwermetallvergiftungen haben wegen der speziellen Bedingungen (protrahierter Verlaut, Antidota) gegenüber den vorgenannten Vergiftungen in der Notfallmedizin eine nur untergeordnete Bedeutung.

KOHLENMONOXIDVERGIFTUNG

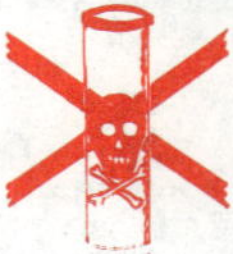

- Über Atemwege: bei Bränden, Motorabgasen, als Leuchtgas, Explosionsgas. Blockiert das Hämoglobin ⟶ kein Sauerstofftransport.

Angaben:

- Kopfschmerzen, Ohrensausen, Augenflimmern, Übelkeit, Schwindel, Atemnot, Herzklopfen

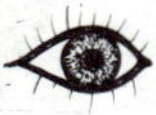

- *Bewußtseinsstörung* bis Bewußtlosigkeit
- evtl. Rauschzustände
- evtl. Krämpfe
- *Atemstörung* bis Atemstillstand
- *KEINE Zyanose*

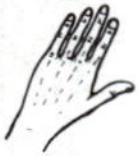

- Puls tachycard, evtl. arrhythmisch

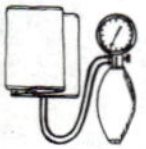

- Blutdruckabfall

Maßnahmen:
RS:

- Rettung; unter Beachtung der Eigensicherung (ggf. Feuerwehr mit Atemschutz)
- Lagerung ⟶

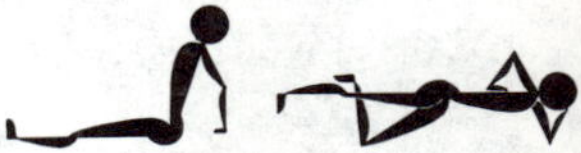

- Freimachen – Freihalten der Atemwege
- Sauerstoffgabe, ggf. Beatmung (100% O_2)
- Wärmeerhaltung
- ständige Atem-, Puls- und RR-Überwachung
- venöser Zugang – Ringer-Lactat-Infusion

NA:

- körperliche Untersuchung
- Intubation und Beatmung, PEEP, (100% O_2)
- Medikamente:
  - Hirnödemprophylaxe ⟶ z.B. Fortecortin® (100 mg)
  - ggf. Sedierung ⟶ z.B. Valium® (5–10 mg)

Merke:

- ABC-Schutzmasken sind bei CO unwirksam.
- Vorsicht: Keine Funken erzeugen: Explosionsgefahr!
- Bei schwerer CO-Vergiftung evtl. (sekundärer) Transport in eine Klinik mit Druckkammer (Sauerstoffüberdruckbeatmung).

RAUM FÜR PERSÖNLICHE ERGÄNZUNGEN:

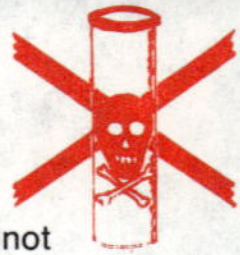

KOHLENDIOXIDERSTICKUNG

- Über Atemwege; in *Silos, Weinkellern,* Jauchegruben, Höhlen

Angaben:

- Kopfschmerzen, Übelkeit, Schwindel, Atemnot

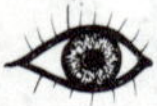

- *Bewußtseinsstörung* bis Bewußtlosigkeit (CO_2-Narkose)
- *Atemstörung* bis Atemstillstand
- Zyanose
- weite Pupillen

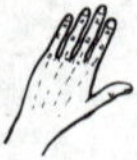

- Puls tachycard, evtl. arrhythmisch

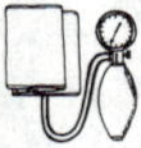

- Blutdruckanstieg, später Blutdruckabfall

Maßnahmen:
RS:

- Rettung des Patienten, ggf. durch Feuerwehr mit Atemschutz
- Lagerung ⟶ 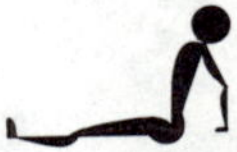
- Freimachen – Freihalten der Atemwege
- Sauerstoffgabe, ggf. Beatmung
- ständige Atem-, Puls- und RR-Überwachung
- venöser Zugang – Ringer-Lactat-Infusion

NA:

- körperliche Untersuchung
- evtl. Intubation und Beatmung (Hyperventilation), evtl. PEEP
- Medikamente:
  - Bronchialerweiterung ⟶ z.B. Euphyllin® (0,12–0,24 g)

Merke:

- Während bei der CO-Vergiftung vor allem eine hohe Sauerstoffkonzentration in der Atemluft angestrebt werden muß, ist bei der CO_2-Erstickung ein hohes Atemminutenvolumen vorrangig.

RAUM FÜR PERSÖNLICHE ERGÄNZUNGEN:

REIZGASVERGIFTUNG

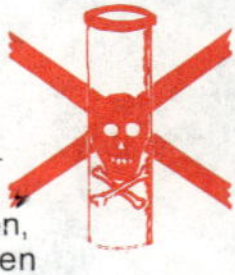

- Über Atemwege (z.B. Ammoniak, Chlor, Chlorwasserstoff, Arsenverbindungen, Tränengas, Nitrosegase und chemische Kampfstoffe); bei Verbrennen von Zelluloid, beim autogenen Schweißen, Reinigen von Metallen mit Salpetersäure etc., bei Verkehrsunfällen

Angaben:

- Atemnot, *Hustenreiz, Würgereiz,* Schwächegefühl, Schwindel, Schmerz hinter dem Brustbein

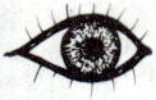

- Anschwellen der Mund-Rachenschleimhaut
- Atemstörung bis Atemstillstand
- evtl. *Symptome des Lungenödems* s.S. 87

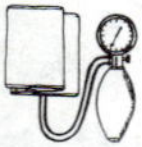

- Puls tachycard, evtl. arrhythmisch
- Blutdruckabfall

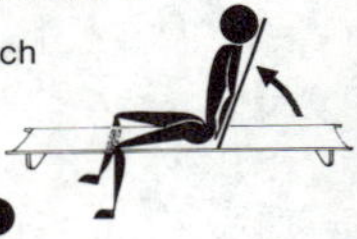

Maßnahmen:
RS:

- evtl. Rettung
- Beruhigung
- Lagerung →

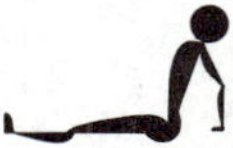

- Sauerstoffgabe, ggf. Beatmung
- zum ruhigen, tiefen Durchatmen anleiten
- Giftentfernung durch Abwaschen der Haut (Roticlean®)
- Wärmeerhaltung
- ständige Atem-, Puls- und RR-Überwachung
- venöser Zugang – langsame Ringer-Lactat-Infusion

NA:

- körperliche Untersuchung
- evtl. Intubation und Beatmung (PEEP)
- Medikamente:
  - Sedierung → z.B. Valium® (5–10 mg)
  - evtl. Schmerzbekämpfung → z.B. Morphin (5–10 mg)
  - Entzündungshemmung → z.B. Auxiloson®-Spray (5 Hübe)
    z.B. Fortecortin® (20–40 mg)
  - Bronchialerweiterung → z.B. Berotec®-Spray (2–3 Hübe)
    z.B. Euphyllin® (0,12–0,24 g)
  - Ausschwemmung → z.B. Lasix® (20–40 mg)

Merke:

Grundsätzlich zu unterscheiden sind: Reizgase

- mit schnellem Wirkungseintritt
  (an den oberen Luftwegen): z.B. Ammoniak, Fluor-, Brom-, Chlorwasserstoff
  – keine Langzeitbeobachtung notwendig –
- mit verzögertem Wirkungseintritt
  (an den unteren Luftwegen): z.B. SO_2, Chlor-, Nitrosegas, Phosgen, Ozon
  – Langzeitbeobachtung (24 – 36 Stunden) notwendig –

RAUM FÜR PERSÖNLICHE ERGÄNZUNGEN:

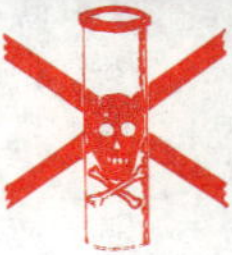

ALKOHOLVERGIFTUNG

(Aethanol bzw. Aethylalkohol bzw. C_2H_5OH)

- Über Magen-Darm-Trakt

Angaben:

- Information von Angehörigen, etc., Magen-Darmbeschwerden

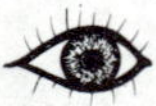

- *Bewußtseinsstörung* bis Bewußtlosigkeit
- evtl. Rauschzustand, Euphorie
- evtl. Atemstörung
- Rötung der Augenbindehaut und des Gesichts
- evtl. Erbrochenes
- evtl. zusätzliche Schädigungen (Verletzung, Unterkühlung)

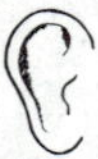

- lallend, abgehackte Sprache

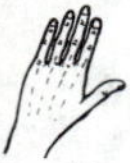

- Puls tachycard, evtl. arrhythmisch
- evtl. kalter, klebriger Schweiß

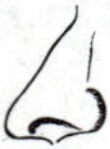

- *Alkoholgeruch* der Ausatemluft

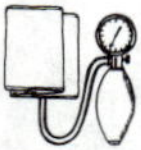

- Blutdruckabfall
- Temperaturabfall
- Blutzuckerteststreifen: Werte erniedrigt

Maßnahmen:
RS:

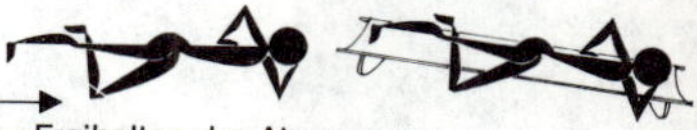

- Lagerung ⟶
- Freimachen – Freihalten der Atemwege
- Sauerstoffgabe, ggf. Beatmung
- Blutzuckerteststreifen
- evtl. Erbrechen auslösen (nur wenn ansprechbar)
- Giftbindung ⟶ Med. Kohle (1 Kompr./kg KG)
- Wärmeerhaltung
- ständige Atem-, Puls- und RR-Überwachung
- venöser Zugang – Ringer-Lactat-Infusion (+ 10–20 ml Glucose 40%)

NA:

- körperliche und neurologische Untersuchung
- ggf. Volumenersatz ⟶ z.B. HÄS 200 (500 ml)
- Medikamente:
  - Auslösung von Erbrechen ⟶ z.B. Orpec®-Sirup (1 ml/kg KG)
  - evtl. Sedierung ⟶ z.B. Valium® (5–10 mg)

Merke:

- Abschätzung vornehmen, welche Menge Alkohol getrunken wurde.
- Vorsicht: Kinder haben eine niedrige Alkoholtoleranz.

RAUM FÜR PERSÖNLICHE ERGÄNZUNGEN:

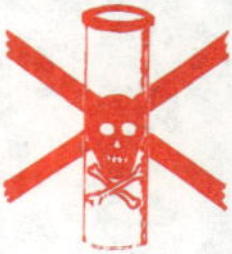

METHANOLVERGIFTUNG
(Methylalkohol)

- Über Magen-Darm-Trakt. Abbau zu Ameisensäure, welche den Zellstoffwechsel blockiert (⟶ metabolische Azidose).

Angaben:

- *Sehstörungen* bis Sehuntüchtigkeit, Atemnot, Übelkeit

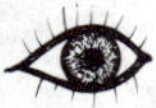

- *Bewußtseinsstörung* bis Bewußtlosigkeit
- evtl. Rauschzustände
- evtl. Krämpfe
- Atemstörung bis Atemstillstand
- *weite, reaktionslose Pupillen*
- halbleere, bzw. leere Flaschen (z.B. Holzgeist, Karbinol, vergällter Alkohol, Lösungsmittel)

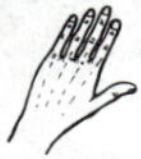

- Puls evtl. tachycard, bradycard, arrhythmisch

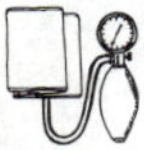

- Blutdruckabfall

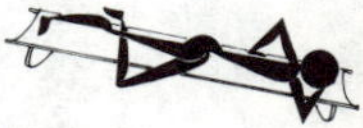

Maßnahmen:
RS:

- Beruhigung
- Lagerung ⟶

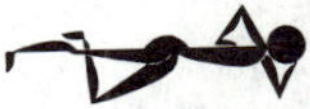

- Freimachen – Freihalten der Atemwege
- Sauerstoffgabe, ggf. Beatmung
- Erbrechen auslösen (nur wenn ansprechbar)
- Alkohol: z.B. Cognac, Rum etc. (ca. 1 ml/kg KG) (Hemmung des Abbaus zu Ameisensäure)
- Giftbindung ⟶ Med. Kohle (1 Kompr./kg KG)
- Gift sicherstellen
- Wärmeerhaltung
- ständige Atem-, Puls- und RR-Überwachung
- venöser Zugang – Ringer-Lactat-Infusion

NA:

- körperliche und neurologische Untersuchung
- evtl. Intubation und Beatmung, Magenspülung
- ggf. Volumenersatz ⟶ z.B. HÄS 200 (500 ml)
- Medikamente:
  - Auslösung von Erbrechen ⟶ z.B. Orpec®-Sirup (1 ml/kg KG)
  - Hirnödemprophylaxe ⟶ z.B. Fortecortin® (100 mg)

Merke:

- Mit Methanolvergiftungen muß vor allem in sozialen Randgruppen (Aethylalkoholersatz) sowie bei Genuß von selbstgebrannten Alkoholika (Hausschnaps) gerechnet werden.
- Transport möglichst in ein Krankenhaus mit Dialyseabteilung.

RAUM FÜR PERSÖNLICHE ERGÄNZUNGEN:

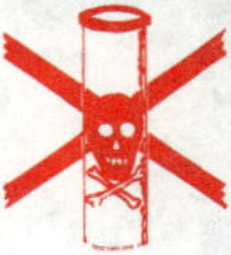

MEDIKAMENTENVERGIFTUNG

S.a. Allgemeine Maßnahmen S. 41

- über Magen-Darm-Trakt. Meist Schlaf- und Beruhigungsmittel.

Angaben:

- Information durch Patienten bzw. Angehörige

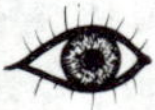

- *Bewußtseinsstörung* bis Bewußtlosigkeit
- Atemstörung bis Atemstillstand
- evtl. Zyanose
- evtl. enge Pupillen/Pupillendifferenz
- evtl. Krämpfe
- evtl. Erbrochenes

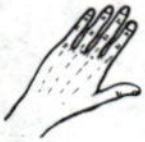

- Puls tachycard, evtl. arrhythmisch, kaum tastbar
- evtl. kalter, klebriger Schweiß

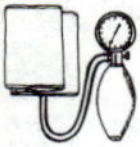

- Blutdruckabfall
- Temperaturabfall

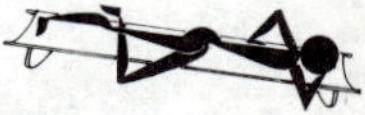

Maßnahmen:
RS:

- Lagerung ⟶ 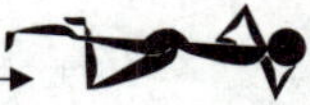
- Freimachen – Freihalten der Atemwege
- Sauerstoffgabe, ggf. Beatmung
- Erbrechen auslösen (nur wenn ansprechbar)
- Giftbindung ⟶ Med. Kohle (1 Kompr./kg KG)
- Tablettenschachteln, Erbrochenes etc. sicherstellen
- Wärmeerhaltung
- ständige Atem-, Puls- und RR-Überwachung
- venöser Zugang – Ringer-Lactat-Infusion

NA:

- körperliche und neurologische Untersuchung
- evtl. Intubation und Beatmung, Magenspülung
- Volumenersatz ⟶ z.B. HÄS 200 (500–1000 ml)
- Medikamente:
  - Auslösen von Erbrechen ⟶ z.B. Orpec®-Sirup (1 ml/kg KG)
  - Auslösung von Durchfällen ⟶ z.B. Tutofusin S40® (s.S. 42)
  - Ausschwemmung ⟶ z.B. Lasix® (20–40 mg)

Merke:

- Häufig Kombination von Tabletten- und Alkoholvergiftung mit entsprechendem Mischbild.
- Spezielle (medikamentöse) Maßnahmen bei Vergiftungen mit bestimmten Medikamenten: siehe auch Abschnitt Notfallmedikamente Seite 231–264.

RAUM FÜR PERSÖNLICHE ERGÄNZUNGEN:

ATROPINVERGIFTUNG

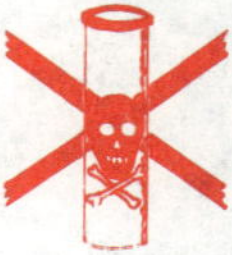

- Über Magen-Darm-Trakt. Viele Beruhigungsmittel enthalten Atropin oder Belladonna. Ebenso Tollkirschen, Bilsenkraut und Stechapfelsamen.

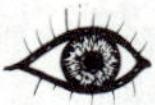

- *Bewußtseinsstörung,* evtl. Rauschzustand
- Hautrötung
- evtl. Krämpfe
- Erbrechen
- *weite, lichtstarre Pupillen*

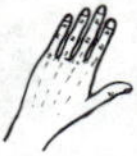

- Puls tachycard
- *heiße, trockene Haut*
- trockene Mundschleimhäute und Zunge

Maßnahmen:
RS:

- Beruhigung
- Lagerung ⟶ 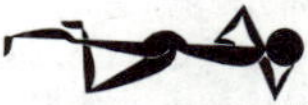
- Freimachen – Freihalten der Atemwege
- Sauerstoffgabe, ggf. Beatmung
- Erbrechen auslösen
- Giftbindung ⟶ Med. Kohle (1 Kompr./kg KG)
- Gift sicherstellen
- ständige Puls- und RR-Überwachung
- venöser Zugang – Ringer-Lactat-Infusion

NA:

- körperliche und neurologische Untersuchung
- evtl. Intubation und Beatmung, Magenspülung
- Medikamente:
  - Auslösung von Er- ⟶ z.B. Orpec®-Sirup (1 ml/kg KG)
  - Antidot ⟶ Anticholium® (0,03 mg/kg KG)
  - Sedierung ⟶ z.B. Valium® (5–10 mg)
  - Ausschwemmung ⟶ z.B. Lasix® (20–40 mg)

RAUM FÜR PERSÖNLICHE ERGÄNZUNGEN:

MORPHINVERGIFTUNG

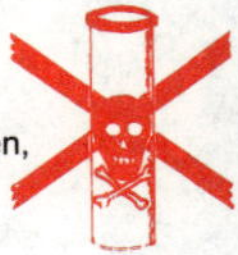

- Über Magen-Darm-Trakt (Schmerzmittel) oder intravenös (Drogen, z.B. Heroin)

Angaben:

- Übelkeit, Harn- und Stuhlverhaltung

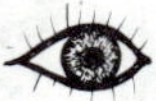

- Bewußtseinsstörung bis Bewußtlosigkeit
- evtl. Rauschzustand
- *Atemstörung* bis Atemstillstand
- *stecknadelkopfgroße, lichtstarre Pupillen*
- Blässe, evtl. Zyanose ohne Atemnot
- Krämpfe

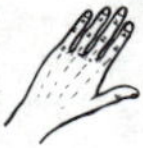

- *Puls bradycard, kaum tastbar*

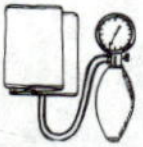

- Blutdruckabfall
- Temperaturabfall

Maßnahmen:
RS:

- Wachhalten, auffordern zum aktiven Atmen
- Lagerung →

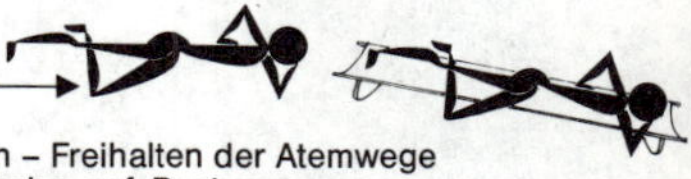

- Freimachen – Freihalten der Atemwege
- Sauerstoffgabe, ggf. Beatmung
- evtl. Erbrechen auslösen
- Giftbindung → Med. Kohle (1 Kompr./kg KG)
- Gift sicherstellen
- Wärmeerhaltung
- ständige Atem-, Puls- und RR-Überwachung
- venöser Zugang – Ringer-Lactat-Infusion

NA:

- körperliche und neurologische Untersuchung
- evtl. Intubation und Beatmung, Magenspülung
- Medikamente:
  - Auslösung von Erbrechen → z.B. Orpec®-Sirup (1 ml/kg KG)
  - Antidot → z.B. Narcanti® (0,1–0,4 mg)
  - Ausschwemmung → z.B. Lasix® (20–40 mg)
  - evtl. Dämpfung → z.B. Haldol® (5–10 mg)

Merke: Bei chronischem Opiatgebrauch kann es nach Gabe von Narcanti® zu akuten Entzugserscheinungen kommen.

RAUM FÜR PERSÖNLICHE ERGÄNZUNGEN:

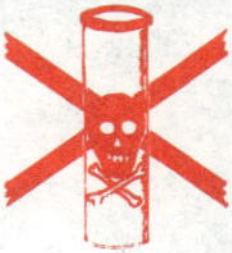

(ORGANO-)ALKYLPHOSPHATVERGIFTUNG

(Pflanzenschutzmittel, z.B. E 605®)

- Über Haut, Atemwege und Magen-Darm-Trakt. Blockiert den Abbau des Nervenüberträgerstoffs Acetylcholin ⟶ Nervenlähmung, Übererregung des Parasympathicus (Vagus).

Angaben:

- Sehstörungen, Atemnot, Bauchschmerzen, Übelkeit

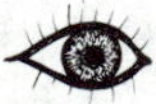

- *Bewußtseinsstörung* bis Bewußtlosigkeit
- Krämpfe
- *enge Pupillen*
- *Atemstörung* bis Atemstillstand
- Zyanose
- Tränenfluß und Schweißsekretion gesteigert
- Speichelfluß *(blauer Schaum vor dem Mund)*
- Blauverfärbung von Erbrochenem

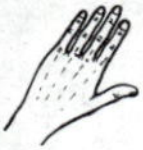

- *Puls bradycard*, evtl. tachycard
- Muskelzuckungen, später Lähmungen

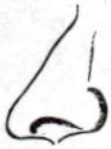

- Knoblauchgeruch der Atemluft

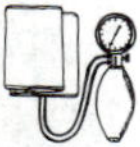

- Blutdruckabfall evtl. Blutdruckanstieg

Maßnahmen:

RS:

- Möglichst keinen direkten Hautkontakt (Gummihandschuhe)
- Lagerung ⟶ 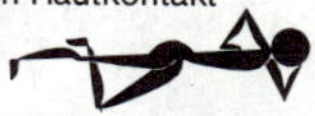
- Freimachen – Freihalten der Atemwege
- Sauerstoffgabe, ggf. Beatmung
- Entfernen der Kleidung
- Abwaschen der betroffenen Hautstellen: Roticlean®
- Giftbindung ⟶ Med. Kohle (1 Kompr./kg KG)
- Gift sicherstellen
- Wärmeerhaltung
- ständige Atem-, Puls- und RR-Überwachung
- venöser Zugang – Ringer-Lactat-Infusion

NA:

- körperliche und neurologische Untersuchung
- großzügige Indikation zur Intubation und Beatmung, Magenspülung
- Medikamente:
  - Vagusdämpfung ⟶ Atropin (ca. 1 mg/kg KG) s. S. 44
  - evtl. Sedierung ⟶ z.B. Valium® (5–10 mg)

Merke:

- Bei Atemstillstand: Keine Atemspende, sondern stets Masken-Beutel-Beatmung (Eigensicherung! Vergiftungsgefahr).

RAUM FÜR PERSÖNLICHE ERGÄNZUNGEN:

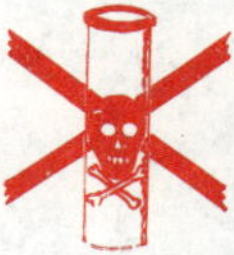

BLAUSÄUREVERGIFTUNG

- Über Magen-Darm-Trakt (Bittermandeln, Zyanid, Zyankali) oder über Atemwege (Blausäuregas). Zyanidverbindungen blockieren die sauerstoffabhängige Energiegewinnung in der Zelle (innere Atmung).

Angaben:

- Geruch nach Bittermandeln (bei Gas), Übelkeit, Kopfschmerzen, Atemnot, Magen-Darm-Beschwerden.

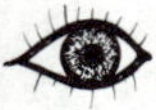

- *Bewußtseinsstörung* bis Bewußtlosigkeit
- evtl. Krämpfe
- evtl. Lähmungen
- *Atemstörung* bis Atemstillstand
- Erbrochenes
- weite Pupillen
- *rosige Gesichtsfarbe*

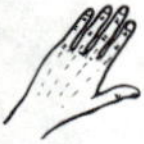

- Puls tachycard, arrhythmisch, evtl. Kreislaufstillstand

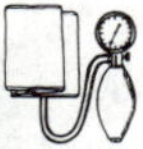

- Blutdruckanstieg, später Blutdruckabfall

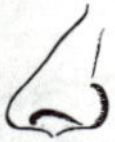

- *Bittermandelgeruch* der Ausatemluft

Maßnahmen:
RS:

- evtl. Rettung (Blausäuregas) unter Beachtung der Eigensicherung – Atemschutz
- Lagerung ⟶ 
- Freimachen – Freihalten der Atemwege
- Sauerstoffgabe, ggf. Beatmung
- Erbrechen auslösen (nur wenn ansprechbar)
- Giftbindung ⟶ Med. Kohle (1 Kompr./kg KG)
- Gift sicherstellen
- Wärmeerhaltung
- ständige Atem-, Puls- und RR-Überwachung
- venöser Zugang – Ringer-Lactat-Infusion

NA:

- körperliche und neurologische Untersuchung
- evtl. Intubation und Beatmung (100% O_2), Magenspülung
- Medikamente:
  - Antidota ⟶ 4-DMAP, Na-Thiosulfat, s.S. 44
  - Auslösung von Erbrechen ⟶ z.B. Orpec®-Sirup (1 ml/kg KG)
  - evtl. Ausschwemmung ⟶ z.B. Lasix® (20–60 mg)

RAUM FÜR PERSÖNLICHE ERGÄNZUNGEN:

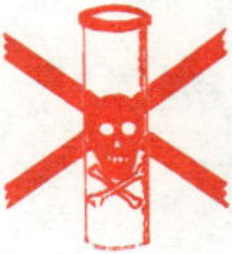

VERGIFTUNGEN DURCH KOHLENWASSERSTOFFVERBINDUNGEN
(z.B. Benzin, Lackverdünner, Petroleum, Benzol)

- Über Haut (Benzol), Atemwege (Dämpfe) und Magen-Darm-Trakt (Flüssigkeiten).

Angaben:

- Übelkeit, Magenschmerzen, schwarzer Harn (bei Benzol), Schwindel, Sehstörungen

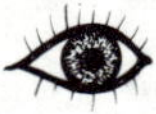

- *Bewußtseinsstörung* bis Bewußtlosigkeit
- Atemstörung bis Atemstillstand
- evtl. Rauschzustand
- Erbrochenes
- *Ätzspuren* in Mund und Rachen
- evtl. Hautrötung, Blasenbildung

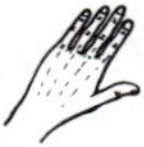

- Puls tachycard, arrhythmisch, evtl. Kreislaufstillstand

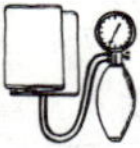

- Blutdruckabfall

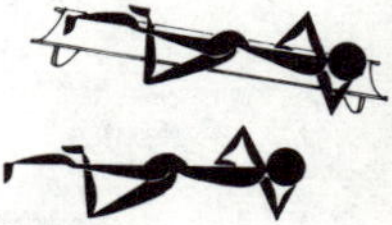

Maßnahmen:
RS:

- evtl. Rettung (bei Dämpfen)
- Lagerung ⟶
- Freimachen – Freihalten der Atemwege
- Sauerstoffgabe, ggf. Beatmung
- kein Erbrechen auslösen (Aspirationsgefahr)
- Gummihandschuhe anziehen, Entfernen der Kleidung und Abwaschen der betroffenen Körperstellen (Benzol) mit Roticlean®
- Giftbindung ⟶ Paraffinöl (150–200 ml)
- Gift sicherstellen
- Wärmeerhaltung
- ständige Atem-, Puls- und RR-Überwachung
- venöser Zugang – Ringer-Lactat-Infusion

NA:

- körperliche und neurologische Untersuchung
- evtl. Intubation + Beatmung, Magenspülung
- Medikamente:
  - evtl. Sedierung ⟶ z.B. Valium® (5–10 mg)
  - evtl. Dämpfung ⟶ z.B. Haldol® (2,5–5 mg)
  - evtl. Ausschwemmung ⟶ z.B. Lasix® (20–60 mg)

Merke:

- Bei Atemstillstand: keine Atemspende, sondern stets Masken-Beutel-Beatmung (Eigensicherung! Vergiftungsgefahr).
- Bei Inhalationsvergiftungen: Eigenschutz der Ersthelfer in Giftatmosphäre beachten!

RAUM FÜR PERSÖNLICHE ERGÄNZUNGEN:

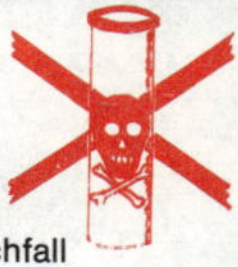

VERGIFTUNGEN DURCH SCHAUMBILDENDE SUBSTANZEN

- Über Magen-Darm-Trakt. Wasch- und Spülmittel, meist Kinder.

Angaben:

- Übelkeit, Bauchschmerzen, plötzlicher Durchfall

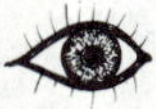

- Erbrochenes, evtl. *Schaum*
- Atemstörung bis Atemstillstand

Maßnahmen:
RS:

- Beruhigung (wichtig bei Kindern)
- KEIN Erbrechen auslösen
- KEINE Verdünnung (Wasser) durchführen
- Lagerung ⟶ 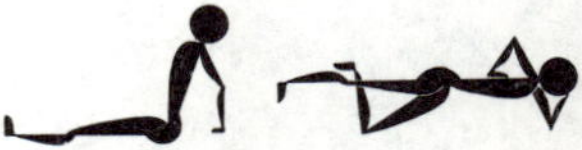
- Freimachen – Freihalten der Atemwege
- Sauerstoffgabe, ggf. Beatmung
- Gabe von Entschäumern ⟶ z.B. Sab Simplex® (1 ml/kg KG)
- Wärmeerhaltung
- ständige Atem-, Puls- und RR-Überwachung
- venöser Zugang – Ringer-Lactat-Infusion

NA:

- ggf. Intubation und Beatmung (Aspirationsgefahr)
- Medikamente:
  - Sedierung ⟶ z.B. Valium® (0,3 mg/kg KG) bzw. Diazepam rectal (5 mg/10 kg KG)

Merke:

- Aspiration von Schaum mit Schädigung der Atemwege.
- Gefährdung durch Tenside sehr gering, da heute kaum mehr in Wasch- und Spülmitteln enthalten.

RAUM FÜR PERSÖNLICHE ERGÄNZUNGEN:

SÄURE-LAUGEN-VERÄTZUNG

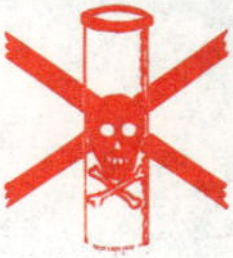

- Verätzung der Schleimhaut in Mund, Rachen, Oesophagus und Magen (meist Kinder).

Angaben:

- *Schmerzen,* Übelkeit

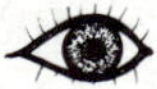

- *Ätzstellen im Mund-Rachenraum* sichtbar
- evtl. Krämpfe

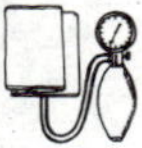

- Puls tachycard
- evtl. Blutdruckabfall

Maßnahmen:

RS:

- Beruhigung (wichtig bei Kindern)
- KEIN Erbrechen auslösen

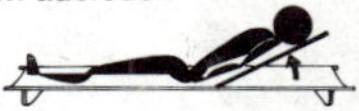

- Lagerung →

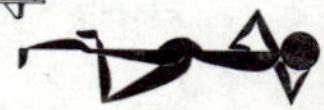

- Freimachen – Freihalten der Atemwege
- Sauerstoffgabe, ggf. Beatmung
- betroffene Haut und Schleimhaut mit viel Wasser (+ Roticlean®) abspülen
- reichliche Flüssigkeitszufuhr (z.B. Wasser, Säfte, Tee)
- Wärmeerhaltung
- ständige Puls- und RR-Überwachung
- Gift sicherstellen

NA:

- körperliche Untersuchung
- venöser Zugang – Ringer-Lactat-Infusion
- ggf. Intubation und Beatmung (bei Atemwegsschädigung)
- KEINE Magenspülung: Perforationsgefahr
- ggf. Volumenersatz → z.B. HÄS 200 (5–10 ml/kg KG) bzw. Ringer-Lactat (10–20 ml/kg KG)
- Medikamente:
  - Schmerzbekämpfung → z.B. Morphin (5–10 mg)
  - Sedierung → z.B. Valium® (5–10 mg) bzw. Diazepam rectal (5 mg/10 kg KG)
  - Entzündungshemmung → z.B. Auxiloson-Spray® (2–4 Hübe) bzw. Fortecortin® (20–40 mg)

Merke:

- Bei Augenbeteiligung: reichliche Spülung mit Isogutt® (250 ml)

RAUM FÜR PERSÖNLICHE ERGÄNZUNGEN:

LEBENSMITTEL- UND PILZVERGIFTUNG

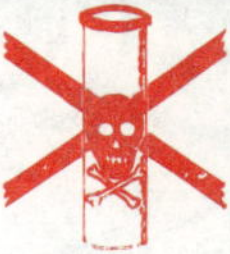

S.a. Allgemeine Maßnahmen S. 41 ff

- Durch verdorbene Lebensmittel, Giftpilze, giftige Beeren, etc.

Angaben:

- Schwindel, Sehstörungen (Doppelsehen), heftiges *Erbrechen* und *Durchfälle* (meist erst nach Stunden), Kopfschmerzen, *Bauchschmerzen,* Wadenkrämpfe, Schluckbeschwerden, Heiserkeit und Speichelfluß

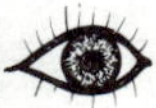

- Bewußtseinsstörung bis Bewußtlosigkeit
- Atemstörung bis Atemstillstand
- *Erbrechen* (nach Stunden, evtl. Tagen)
- *Augenstörungen* (evtl. Sehstörungen)
- Pupillenstörungen
- meist Gruppenvergiftung (Familie) vorhanden

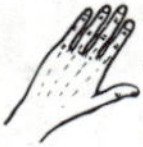

- Puls tachycard, kaum tastbar
- kalter, klebriger Schweiß
- evtl. Fieber

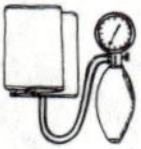

- Blutdruckabfall

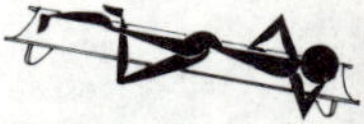

Maßnahmen:
RS:

- Beruhigung
- Lagerung ⟶ 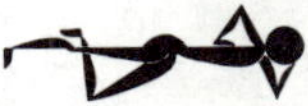
- Freimachen – Freihalten der Atemwege
- Sauerstoffgabe, ggf. Beatmung
- evtl. Erbrechen auslösen (bei Pilzvergiftung: alle Essensteilnehmer
- Giftbindung ⟶ Med. Kohle (1 Kompr./kg KG)
- Wärmeerhaltung
- ständige Atem-, Puls- und RR-Überwachung
- Essensreste, Erbrochenes etc. sicherstellen
- venöser Zugang – Ringer-Lactat-Infusion

NA:

- körperliche und neurologische Untersuchung
- evtl. Intubation und Beatmung, Magenspülung
- ggf. Volumenersatz ⟶ z.B. HÄS 200 (500 ml)
- Medikamente:
  - Auslösung von Erbrechen ⟶ z.B. Orpec®-Sirup (1 ml/kg KG)
  - ggf. Sedierung ⟶ z.B. Valium® (5–10 mg)

SCHÄDIGUNG DURCH HITZE- ODER KÄLTEEINWIRKUNG

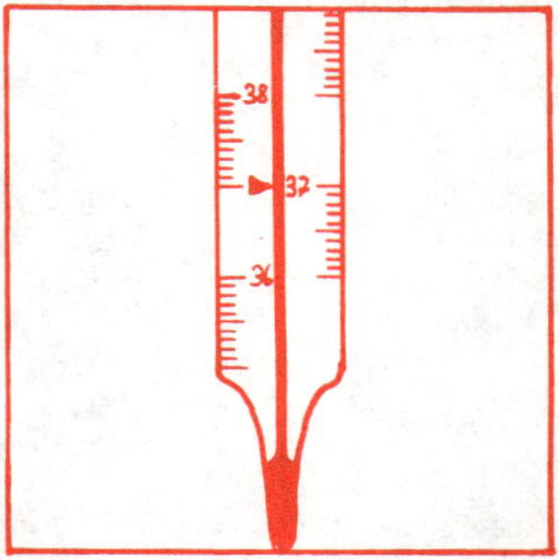

- **Hitzeohnmacht** Seite 205
- **Hitzeerschöpfung/-krämpfe** Seite 207
- **Hitzschlag** Seite 209
- **Sonnenstich** Seite 211
- **Einteilung Verbrennung** Seite 213
- **Verbrennung/Verbrühung** Seite 215
- **Unterkühlung** Seite 217
- **Erfrierung** Seite 221

Siehe auch:
- **Erstuntersuchung** Seite 14
- **Allgemeine Maßnahmen** Seite 21
- **Unklare Bewußtlosigkeit** Seite 51
- **Volumenmangelschock** Seite 93
- **Vasovagale Synkope** Seite 97
- **Krampfanfall (Kinder)** Seite 169

RAUM FÜR PERSÖNLICHE ERGÄNZUNGEN:

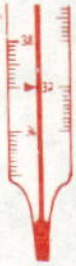

HITZEOHNMACHT/-KOLLAPS

S.a. Vasovagale Synkope S. 97

- Nach längerem *Aufenthalt (Stehen) in warmer Umgebung* kommt es zum Wärmestau mit weitgestellter Gefäßperipherie und entsprechender Blutumverteilung.

Angaben:

- Schwindel, Schwäche, *„Schwarzwerden vor Augen“*

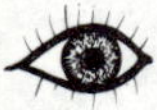

- *Bewußtseinsstörung* bis Bewußtlosigkeit
- (käsige) Blässe
- schnelle, flache Atmung

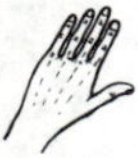

- Puls tachycard, kaum tastbar
- Schwitzen

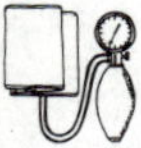

- Blutdruckabfall

Maßnahmen:
RS:

- Beruhigung
- in kühle Umgebung bringen (Fenster öffnen)
- Lagerung ⟶

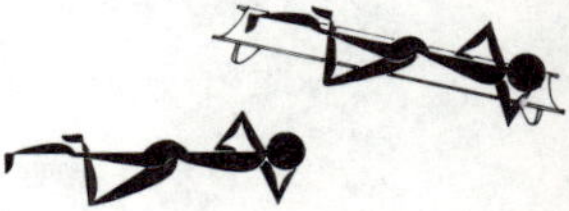

- Kleidung öffnen
- evtl. Sauerstoffgabe
- ständige Puls- und RR-Überwachung
- venöser Zugang – Ringer-Lactat-Infusion

NA:

- körperliche und neurologische Untersuchung
- Medikamente:
  - Blutdrucksteigerung ⟶ z.B. Akrinor® (0,5–1 ml)
  - selten Volumenersatz notwendig

RAUM FÜR PERSÖNLICHE ERGÄNZUNGEN:

HITZEERSCHÖPFUNG (-KRÄMPFE)

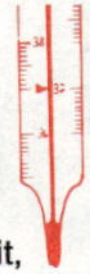

- Starke Volumenverluste durch Schwitzen bei ungenügender Flüssigkeitszufuhr

Angaben:

- Kopfschmerzen, *Schwächegefühl,* Schwindel, Übelkeit, Sehstörungen, Durst

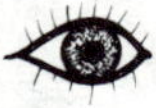

- Bewußtseinsstörung bis Bewußtlosigkeit
- feuchte, gerötete Haut
- später Blässe
- Muskelzuckungen bis *Krämpfe*
- schlechte Venenfüllung
- schnelle, flache Atmung

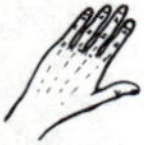

- kalter, klebriger Schweiß
- Puls tachycard, kaum tastbar
- *Hautturgor herabgesetzt* („stehende Hautfalten")

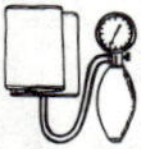

- Blutdruckabfall

Maßnahmen:
RS:

- Beruhigung
- in kühle Umgebung bringen, Kleidung öffnen
- Lagerung ⟶

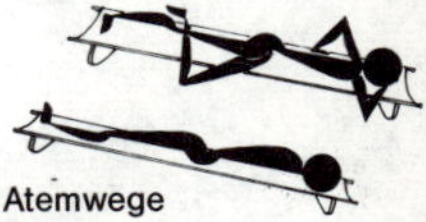

- Freimachen – Freihalten der Atemwege
- Sauerstoffgabe, ggf. Beatmung
- bei voll erhaltenem Bewußtsein: Trinken von Elektrolytlimonade, z.B. Mineraldrink Pfrimmer®
- ständige Puls- und RR-Überwachung
- venöser Zugang – Ringer-Lactat-Infusion

NA:

- Körperliche und neurologische Untersuchung
- ggf. Volumenersatz ⟶ z.B. HÄS 200 (500–1000 ml)
- Medikamente:
  - Sedierung ⟶ z.B. Valium® (5–10 mg)
  - ggf. Krampfdurchbrechung ⟶ z.B. Valium® (20–40 mg)

Merke:

- Beurteilung von Patienten mit Hitzeschäden häufig durch den zusätzlichen Alkoholgenuß schwierig (⟶ Kliniktransport).

RAUM FÜR PERSÖNLICHE ERGÄNZUNGEN:

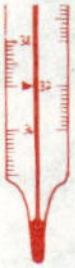

HITZSCHLAG

- Akute Lebensgefahr durch Versagen der körpereigenen Temperaturregulationsmechanismen.

Angaben:

- Kopfschmerz, Schwindel, Übelkeit

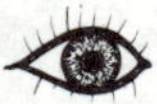

- *Bewußtseinsstörung* bis Bewußtlosigkeit
- Hautrötung (rotes Stadium)
- später fahl-graues Aussehen (graues Stadium)
- schnelle, flache Atmung

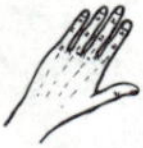

- *heiße, trockene Haut*
- Puls tachycard

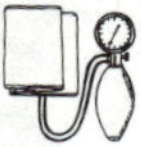

- zunächst Blutdruckanstieg, später Blutdruckabfall
- *Temperatur über 40° C*

Maßnahmen:
RS:

- Beruhigung
- in kühle Umgebung bringen, Kleidung öffnen

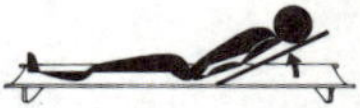

- Lagerung ⟶

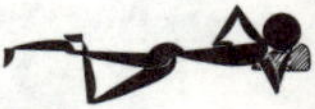

- Freimachen – Freihalten der Atemwege
- Sauerstoffgabe, ggf. Beatmung
- Kühlung durch Kaltwasser oder Alkoholabsprühung (z.B. Desinfektionsspray)
- ständige Atem-, Puls- und RR-Überwachung
- venöser Zugang – Ringer-Lactat-Infusion

NA:

- körperliche und neurologische Untersuchung
- evtl. Intubation und Beatmung
- ggf. Volumenersatz ⟶ z.B. HÄS 200 (500 ml)
- Medikamente:
  - ggf. Sedierung ⟶ z.B. Valium® (5–10 mg)
  - Hirnödemprophylaxe ⟶ z.B. Fortecortin® (100 mg)

Merke: Beurteilung von Patienten mit Hitzeschäden häufig durch den zusätzlichen Alkoholgenuß schwierig (⟶ Kliniktransport).

RAUM FÜR PERSÖNLICHE ERGÄNZUNGEN:

SONNENSTICH

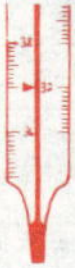

- Durch intensive Sonnenbestrahlung des unbedeckten Kopfes (Kinder, Glatzeträger) Reizung der Hirnhäute und Entstehung eines Hirnödems.

Angaben:

- *Kopfschmerzen,* Nackenschmerzen, Übelkeit, Schwindel

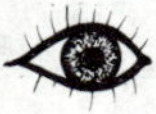

- Bewußtseinsstörung bis Bewußtlosigkeit
- *hochroter Kopf*
- evtl. Krämpfe

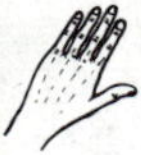

- heißer Kopf
- *Nackensteife*
- Puls tachycard, evtl. bradycard (Druckpuls)

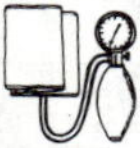

- Körpertemperatur normal

Maßnahmen:
RS:

- Beruhigung
- in kühle, schattige Umgebung bringen

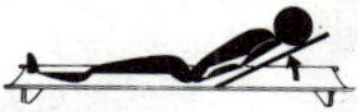

- Lagerung ⟶

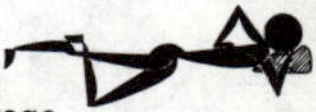

- Freimachen – Freihalten der Atemwege
- Sauerstoffgabe, ggf. Beatmung
- Kühlung des Kopfes
- ständige Atem-, Puls- und RR-Überwachung
- venöser Zugang – Ringer-Lactat-Infusion

NA:

- Körperliche und neurologische Untersuchung
- Medikamente:
  - Hirnödemprophylaxe ⟶ z.B. Fortecortin® (100 mg)
  - Sedierung ⟶ z.B. Valium® (5–10 mg)
  - Ausschwemmung ⟶ z.B. Lasix® (20–40 mg)
  - ggf. Krampfdurchbrechung ⟶ z.B. Valium® (20–40 mg)

Merke:

- Beurteilung von Patienten mit Hitzeschäden häufig durch den zusätzlichen Alkoholgenuß schwierig (⟶ Kliniktransport).
- Bei Kindern können die Symptome erst verspätet auftreten.

RAUM FÜR PERSÖNLICHE ERGÄNZUNGEN:

EINTEILUNG DER VERBRENNUNGEN

Schweregrade:

- *Erstgradig (epidermal):*
  Nur die *obere Hautschicht* betroffen, Regeneration vollständig möglich.
  Zeichen: Rötung, Schwellung, Schmerz

- *Zweitgradig (dermal):*
  Bis in *tiefere Hautschichten*, Regeneration möglich
  Zeichen: wie erstgradig, zusätzlich Blasen

- *Drittgradig (subdermal):*
  Völlige Zerstörung der Haut, Hautübertragung später notwendig.
  Zeichen: völlige Gewebszerstörung bis zur Verkohlung

Merke: Die Unterscheidung von zweit- und drittgradiger Verbrennung ist in der ersten Zeit nicht möglich. Meist liegen unterschiedliche Verbrennungsgrade nebeneinander vor.

Ausdehnung:

Neunerregel: (Zur Abschätzung der verbrannten Körperoberfläche)

Erwachsene:

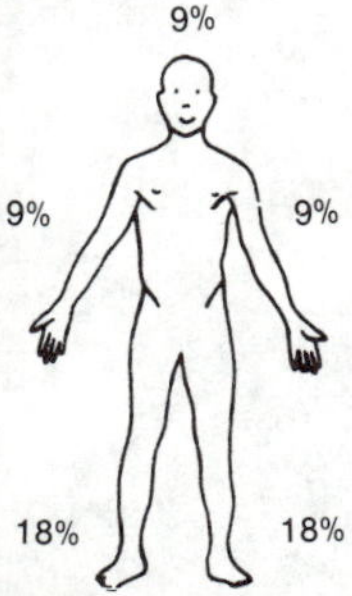

Rumpf:
Vorn 18%
Hinten 18%

Kinder:

	0–1 Jahr	5 Jahre
Kopf + Hals	20%	16%
Arm	10%	9%
Rumpf vorn	15%	16%
Rumpf hinten	15%	16%
Bein	15%	17%

In allen Altersgruppen:
Handfläche 1%

Merke:

- Bei einer Ausdehnung von ca. 15% bei Erwachsenen und 10% bei Kleinkindern → akute SCHOCKGEFAHR → Infusionstherapie.
- Eine (sekundäre) Verlegung in ein Verbrennungszentrum ist sinnvoll bei
  - mehr als 20 % dermaler oder mehr als 10 % subdermaler Verbrennung
  - Gesichts-, Hand-, Fuß-, Gelenk-, Genitalbeteiligung
  - elektrischen Verletzungen
  - Begleiterkrankungen, -verletzungen
  - Kinder unter 8 Jahren

RAUM FÜR PERSÖNLICHE ERGÄNZUNGEN:

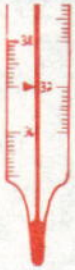

VERBRENNUNG/VERBRÜHUNG

- Schädigung von Haut und Gewebe durch direkte Einwirkung von Hitze. Über die Wundflächen erfolgen in kurzer Zeit große Plasmaverluste.

Angaben:

- Unfallmechanismus, Schmerz, Atemnot

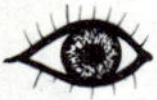

- *Rötung ——▶ Blasenbildung ——▶ Verkohlung*
- Blässe bis Zyanose
- schlechte Venenfüllung
- schnelle, flache Atmung

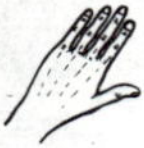

- *Puls tachycard, kaum tastbar*
- Nagelbettprobe verzögert
- Schwitzen

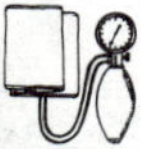

- Blutdruckabfall

Maßnahmen:
RS:

- Beruhigung
- Hitzezufuhr unterbrechen (löschen)
- nicht verklebte Kleidung entfernen
- Lagerung ——▶
  (auf Metaline®-Tücher)

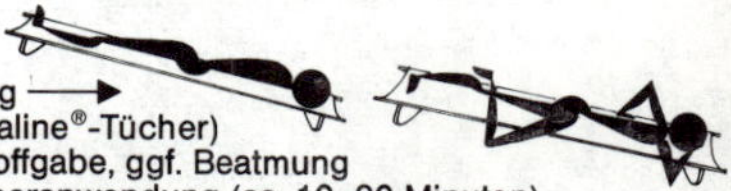

- Sauerstoffgabe, ggf. Beatmung
- Kaltwasseranwendung (ca. 10–20 Minuten)
- keimfreie Wundabdeckung (z.B. Metaline®)
- Wärmeerhaltung
- ständige Puls- und RR-Überwachung
- venöser Zugang – Ringer-Lactat-Infusion

NA:

- körperliche Untersuchung
- großzügige Indikation zur Intubation und Beatmung (Rauchinhalation)
- Volumenersatz:

  (ml pro Std. = $\frac{\text{kg KG x \% verbr. Körperoberfläche}}{4}$

  zu 2/3 als Vollelektrolytlösung, z.B. Ringer-Lactat
  zu 1/3 als Volumenersatzmittel, z.B. HÄS 200
- Medikamente:
  - Schmerzbekämpfung ——▶ z.B. Morphin (5–10 mg)
  - Sedierung ——▶ z.B. Valium® (5–10 mg)
  - Rauchinhalation ——▶ z.B. Auxiloson® Spray (2–4 Hübe)
  - Bronchialerweiterung ——▶ z.B. Euphyllin® (0,12–0,24 g)

Merke:

- Bei Brandverletzten an die (mögliche) Schädigung der Atemwege (Rauchinhalation) denken.

RAUM FÜR PERSÖNLICHE ERGÄNZUNGEN:

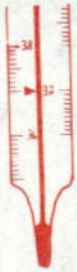

UNTERKÜHLUNG

- *Abfall der Körpertemperatur* unter 35° C, häufig gemeinsam mit anderen Störungen (z.B. Alkoholintoxikation).

Angaben:

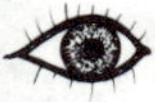

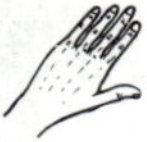

- Kältegefühl, evtl. Schmerzen an den Extremitäten

ca. 36–34° C –	*Kältezittern,* Erregung, blaß-zyanotische Haut, vertiefte Atmung, Puls tachycard
ca. 34–30° C –	*Bewußtseinsstörung,* flache, unregelmäßige Atmung, Puls bradycard Blutdruckabfall, Muskelsteife
ca. 30–27° C –	*Bewußtlosigkeit,* weite Pupillen, Puls bradycard, kaum tastbar, arrhythmisch
unter ca. 27° –	*Atemstillstand, Kreislaufstillstand* (meist Kammerflimmern)

„Neugeborenen"-Thermometer verwenden

Maßnahmen:
RS:

- Beruhigung
- in warme, windgeschützte Umgebung bringen
- über 32° C: Patient ausziehen, wärmen (aktive Erwärmung),
- unter 32° C: Patient nicht bewegen lassen, zudecken (passive Erwärmung) z.B. Hibler-Packung
- Lagerung ⟶ 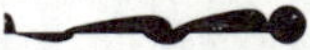
- Freimachen – Freihalten der Atemwege
- Sauerstoffgabe, ggf. Beatmung
- ggf. Herzdruckmassage
- Wärmeerhaltung (Decken, Alufolien, Plastiksack)
- bei erhaltenem Bewußtsein: heiße, gezuckerte Getränke
- ständige Atem-, Puls-, RR- und EKG-Überwachung
- venöser Zugang – Ringer-Lactat-Infusion angewärmt (+ 10–20 ml Glucose 40%)

NA:

- körperliche und neurologische Untersuchung
- ggf. Intubation und Beatmung
- ggf. Volumenersatz ⟶ z.B. HÄS 200 (500–1000 ml)
- Medikamente:
  - Hirnödemprophylaxe ⟶ z.B. Fortecortin® (100 mg)
  - Sedierung ⟶ z.B. Valium® (5–10 mg)

Merke:

- Extremitäten nicht an den Rumpf lagern, Gefahr von weiterem Wärmeverlust!
- Durch den Abfall der Körpertemperatur sinkt der Sauerstoffbedarf.
- Reanimationsmaßnahmen sind fortzusetzen, bis die Körpertemperatur normalisiert ist!
- Rettung und Transport müssen so schonend wie möglich durchgeführt werden (keine Bewegungen, kein Umlagern: drohender Bergungstod)

RAUM FÜR PERSÖNLICHE ERGÄNZUNGEN:

WÄRMEPACKUNG NACH HIBLER

- Mehrfach zusammengefaltetes Leinentuch
- von innen mit heißem Wasser angefeuchtet
- auf die Unterwäsche von Bauch und Brust
- Kleidung darüber
- Rumpf in Alufolie einwickeln (Extremitäten freilassen)
- ganzen Körper in Decken hüllen
- Packung häufig erneuern

Merke:

- Die Anwendung der sog. Hiblerpackung ist in Fachkreisen nicht unumstritten.

RAUM FÜR PERSÖNLICHE ERGÄNZUNGEN:

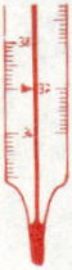

ERFRIERUNG

S.a. Unterkühlung S. 217

- Örtliche Einwirkung von Kälte. Gefährdet sind insbesondere Nase, Ohren, Finger und Zehen.

Angaben:

- Im Frühstadium: Abblassen, Bewegungshemmung, starke Schmerzen, Gefühlsstörungen.
- Im Spätstadium: Nachlassen der Schmerzen bis Schmerzlosigkeit.

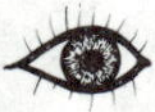

- *Blässe, Schwellung* (1. Grad)
- blaurote Haut, *Blasen*bildung (2. Grad)
- *Gewebszerstörung* (3. Grad)

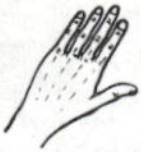

- Kälte an der betroffenen Stelle
- Gewebe verhärtet, evtl. gefroren

Maßnahmen:

RS:

- Beruhigung
- in warme Umgebung bringen
- Bewegungsverbot
- Lagerung ⟶ 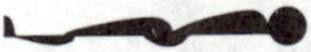
- keimfrei abdecken, umpolstern
- heiße, gezuckerte Getränke
- Wärmeerhaltung
- venöser Zugang – Ringer-Lactat-Infusion (+ 10–20 ml Glucose 40%) angewärmt (37° C)

NA:

- körperliche Untersuchung
- ggf. Volumenersatz ⟶ z.B. HÄS 200 (500 ml)
- Medikamente:
  - Schmerzbekämpfung ⟶ z.B. Morphin (5–10 mg)
  - Sedierung ⟶ z.B. Valium® (5–10 mg)

Merke:

- Liegt eine Kombination von Erfrierung und Unterkühlung vor, so hat die Behandlung der Unterkühlung (vitale Bedrohung) Vorrang.
- Keine Alkoholgabe.

SONSTIGE NOTFÄLLE

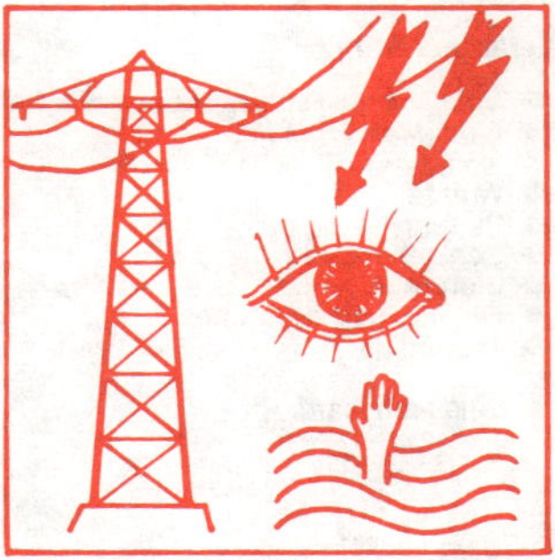

- **Augenverletzung** Seite 224
- **Glaukomanfall** Seite 225
- **Tauchunfall** Seite 226
- **Ertrinken** Seite 227
- **Niederspannungsunfall** Seite 228
- **Hochspannungsunfall** Seite 229

Siehe auch:

- **Erstuntersuchung** Seite 13
- **Allgemeine Maßnahmen** Seite 21
- **Cardio-pulmonale Reanimation** Seite 33
- **Notfälle Atmung** Seite 65
- **Notfälle Herz-Kreislauf** Seite 73
- **Notfälle Chirurgie** Seite 117
- **Verbrennung** Seite 215

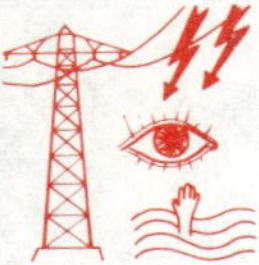

AUGENVERLETZUNG

S.a. Säure-Laugen-Verätzung S. 199

Angaben:

- *Unfallmechanismus,* Schmerzen, Sehstörungen, *Fremdkörpergefühl.*

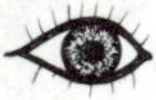

- Wunde
- Blutung
- Schwellung
- Bluterguß
- Fehlstellung des Auges
- Tränenfluß

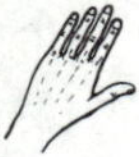

- Puls tachycard

Maßnahmen:
RS:

- Beruhigung
- Lagerung →

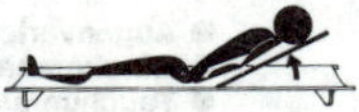

- Sauerstoffgabe
- Verband (beide Augen)
- Wärmeerhaltung
- ständige Puls- und RR-Überwachung
- venöser Zugang – Ringer-Lactat-Infusion
- Transport in eine Klinik mit augenärztlichem Dienst

NA:

- körperliche Untersuchung
- selten Volumenersatz, z.B. Dextran 60 (500 ml)
- Medikamente:
  - Sedierung → z.B. Valium® (5–10 mg)
  - Schmerzbekämpfung → z.B. Morphin (5–10 mg)

Merke:

- Bei Verkehrsunfällen mit Glasschäden (Windschutzscheibe) stets an mögliche Augenverletzungen denken.
- Bei Verätzungen: reichlich spülen, Isogutt® (250 ml), ersatzweise: NaCl 0,9%

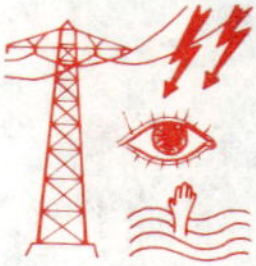

GLAUKOM-ANFALL

- Durch Abflußstörung des Augenkammerwassers kommt es zur akuten Erhöhung des Augeninnendrucks (meist ältere, weitsichtige Personen)

Angaben:

- Schmerzen, Übelkeit, Sehstörungen

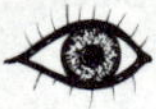

- *einseitige Augenrötung*
- *weite, lichtstarre, entrundete Pupille*

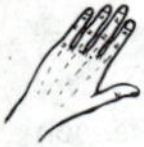

- *steinharter Augapfel*

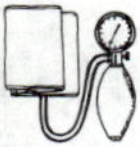

- Blutdruck erhöht

Maßnahmen:
RS:

- Beruhigung
- Lagerung →

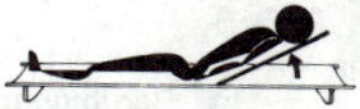

- Sauerstoffgabe
- evtl. 1–2 Gläser Alkoholika (Rum, Cognac, etc.)
- Wärmeerhaltung
- ständige Puls- und RR-Überwachung
- venöser Zugang – Ringer-Lactat-Infusion

NA:

- körperliche Untersuchung
- Medikamente:
  - Pupillenverengung → z.B. Pilocarpin Augentropfen 1% (alle 10 min 1 Tropfen)
  - Sedierung → z.B. Valium® (5–10 mg)
  - Schmerzbekämpfung → z.B. Morphin (5–10 mg)

Merke:

- Wegen der häufig uncharakteristischen Beschwerden (Atemnot, Erbrechen) besteht stets die Gefahr einer Fehldiagnose (z.B. Herzinfarkt, akutes Abdomen).

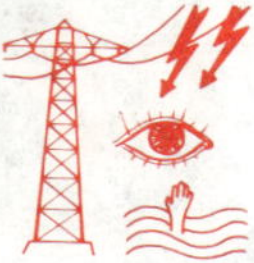

TAUCHUNFALL – DRUCKFALLKRANKHEIT

- Häufigste lebensbedrohliche Schädigung im Zusammenhang mit Tauchen: Pneumothorax
- Bei zu schnellem Aufstieg aus größerer Tiefe (> 10 m) perlt im Gewebe gelöstes Gas aus (Luftembolie).

Angaben:

- *Schwindel, Hautjucken* (Taucherflöhe), Gefühlsstörungen, *Schmerzen* in Gelenken, Knochen, Ohren

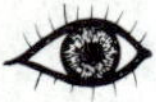

- Bewußtseinsstörung bis Bewußtlosigkeit
- Hautrötung
- evtl. Erbrechen
- evtl. Krämpfe
- evtl. Lähmungen

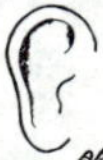

- beim Abhören evtl. einseitig fehlendes Atemgeräusch (Pneumothorax)

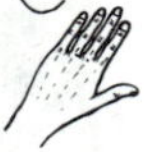

- Puls tachycard, evtl. arrhythmisch

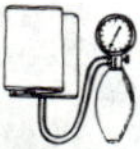

- Blutdruckabfall

Maßnahmen:

RS:

- Beruhigung
- Lagerung →

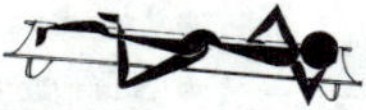

- Freimachen – Freihalten der Atemwege
- Sauerstoffgabe, ggf. Beatmung
- Wärmeerhaltung
- ständige Puls-, RR- und EKG-Überwachung
- venöser Zugang – Ringer-Lactat-Infusion
- Transport in eine Druckkabine (Rekompression nach Schema)

NA:

- körperliche Untersuchung
- ggf. Pneumothoraxpunktion
- ggf. Volumenersatz → z.B. HÄS 200 (500 ml)
- Medikamente:
  - Sedierung → z.B. Valium® (5–10 mg)
  - Schmerzbekämpfung → z.B. Morphin (5–10 mg)
  - Hirnödemprophylaxe → z.B. Fortecortin® (100 mg)

Merke: Von den Störungen durch zu raschen Druckabfall sind Notfälle aufgrund falscher Zusammensetzung des Atemgases, z.B. Stickstoffnarkose (Tiefenrausch), CO-, CO_2- und Sauerstoffvergiftung sowie Ertrinkungsunfälle abzutrennen.

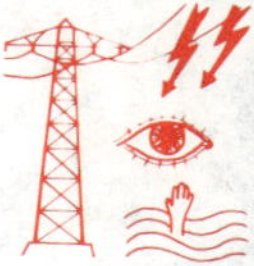

Angaben:

- *Unfallmechanismus,* Verlauf

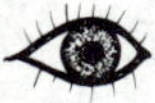

- Bewußtseinsstörung bis Bewußtlosigkeit
- Blässe bis Zyanose
- *Atemstörung bis Atemstillstand*
- evtl. Begleitverletzungen, z.B. Halswirbelschädigung

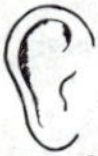

- evtl. Atemwegsverlegung

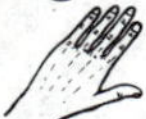

- kalte Extremitäten
- Puls tachycard, evtl. bradycard, arrhythmisch, evtl. Kreislaufstillstand

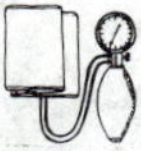

- evtl. Blutdruckabfall

Maßnahmen:
RS:

- evtl. Rettung
- NICHT ausschütteln, sondern

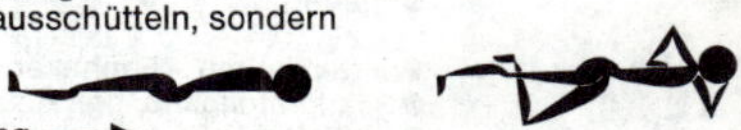

- Lagerung ⟶
- Freimachen – Freihalten der Atemwege
- Sauerstoffgabe, ggf. Beatmung
- ggf. Reanimation
- Wärmeerhaltung (nasse Kleidung entfernen)
- ständige Puls-, RR- und EKG-Überwachung
- venöser Zugang – langsame Ringer-Lactat-Infusion

NA:

- großzügige Indikation zur Intubation und Beatmung (PEEP)
- ggf. Bronchiallavage (s.S. 67)
- Magensonde (absaugen)
- Medikamente:
  - Ausschwemmung ⟶ z.B. Lasix® (20–40 mg)
  - Hirnödemprophylaxe ⟶ z.B. Fortecortin® (100 mg)

Merke: Wegen der Gefahr des „sekundären Ertrinkens" (Lungenödem) ist der Patient unbedingt auf eine Intensivtherapiestation zu bringen!

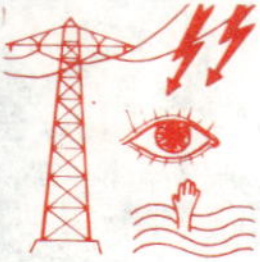

NIEDERSPANNUNGSUNFALL (unter 1000 V)
Haushaltsstrom

Viereckiges Schild, gelber Untergrund mit schwarzem Spannungspfeil.

- Hauptsächlich elektrophysiologische Wirkung *(Herzrhythmusstörungen, Bewußtseinsstörungen)*
- evtl. Frakturen (z.B. Sturzverletzungen)

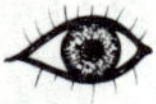

- Bewußtseinsstörung bis Bewußtlosigkeit
- Patient krampfend am elektrischen Leiter

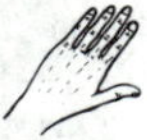

- *Puls* evtl. tachycard, *arrhythmisch*

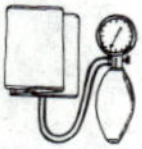

- Blutdrucksteigerung

Maßnahmen:
RS:

- evtl. Rettung s.S. 19
- Lagerung ⟶ 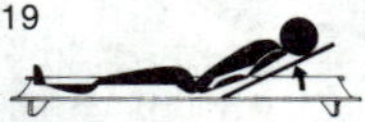
- Freimachen – Freihalten der Atemwege
- Sauerstoffgabe, ggf. Beatmung
- evtl. Ruhigstellung von Frakturen
- Wundverband
- ständige Puls-, RR- und EKG-Überwachung
- venöser Zugang – Ringer-Lactat-Infusion
- Wärmeerhaltung

NA:

- körperliche und neurologische Untersuchung
- Medikamente:
  - Sedierung ⟶ z.B. Valium® (5–10 mg)
  - Rhythmusstörungen ⟶ z.B. Xylocain® (100 mg), Isoptin® (2,5–5 mg)
  - Schmerzbekämpfung ⟶ z.B. Morphin (5–10 mg)

Merke:

- Bei Stromunfällen ist die Eigensicherung des Rettungspersonals vorrangig.

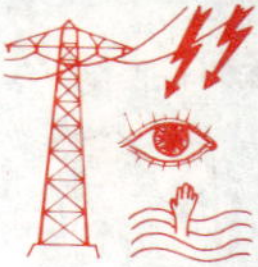

HOCHSPANNUNGSUNFALL (über 1000 V)
Überlandleitungen, Bundesbahnleitungen, Elektrizitätswerke

Viereckiges Schild, gelber Untergrund mit rotem Spannungspfeil.

- Hauptsächlich elektrothermische Wirkung *(Verbrennung)*
- evtl. Frakturen (z.B. Wirbelfrakturen durch Stromeinwirkung, Sturzverletzungen)

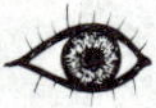

- Patient „klebt" evtl. durch Muskelkrämpfe am spannungsführenden Leiter
- Bewußtseinsstörung bis Bewußtlosigkeit
- *Strommarken,* evtl. Verkohlungen
- *Verbrennungen*

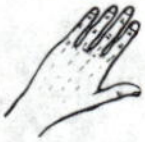

- *Puls* tachycard, evtl. *arrhythmisch,* evtl. Kreislaufstillstand

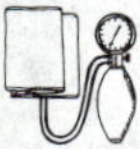

- Blutdruckabfall

Maßnahmen:

RS:

- Rettung des Verletzten nur durch Feuerwehr oder VDE-Fachleute
- Lagerung ⟶

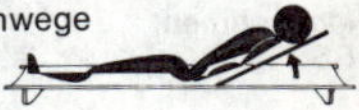

- Freimachen – Freihalten der Atemwege
- Sauerstoffgabe, ggf. Beatmung
- ggf. Reanimation
- evtl. Ruhigstellung von Frakturen
- Verband (Verbrennungsbehandlung)
- ständige Puls-, RR- und EKG-Überwachung
- Wärmeerhaltung
- venöser Zugang – Ringer-Lactat-Infusion

NA:

- körperliche und neurologische Untersuchung
- Volumenersatz ⟶ z.B. HÄS 200 (500–1000 ml)
- Medikamente:
  - Sedierung ⟶ z.B. Valium® (5–10 mg)
  - Schmerzbekämpfung ⟶ z.B. Morphin (5–10 mg), ggf. Narkoseeinleitung
  - Rhythmusstörungen ⟶ z.B. Xylocain® (100 mg) Isoptin® (2,5–5 mg)
  - Ausscheidungssteigerung ⟶ z.B. Lasix® (20–40 mg)

Merke:

- Bei Stromunfällen ist die Eigensicherung des Rettungspersonals vorrangig.
- Sicherheitsabstand beachten (= 1 cm/1000 V) Hochspannungsleitung z.B. 380.000 V: mindestens 3,80 m Abstand.

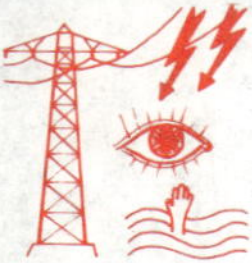

HÖHENKRANKHEIT

- Bei Abnahme des Gesamtluftdruckes (Barometerdruck in 5000 m Höhe etwa halb so hoch wie auf Meereshöhe) sinkt auch der Sauerstoffgehalt des Blutes entsprechend ab.

Angaben: *Atemnot,* Herzklopfen, *Kopfschmerzen,* Übelkeit

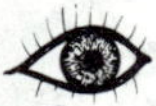

- Unruhe, evtl. Bewußtseinsstörung
- Blässe, evtl. Zyanose
- schnelle, flache Atmung
- evtl. schaumiger, blutiger Auswurf (schwerste Form)

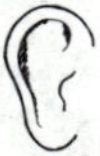

- *Husten*
- feine Rasselgeräusche (Lungenödem)

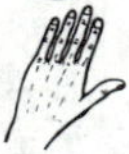

- feuchte, kühle Haut
- Puls tachycard, bradycard, evtl. arrhythmisch, schlecht tastbar

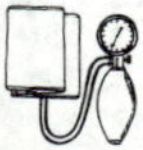

- evtl. Blutdruckanstieg, später Blutdruckabfall

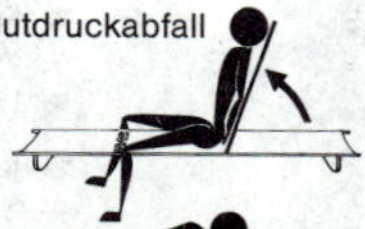

Maßnahmen:
RS:

- Beruhigung
- Lagerung ⟶

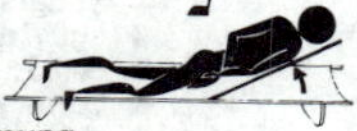

- Sauerstoffgabe, ggf. Beatmung
- Wärmeerhaltung
- ständige Puls-, RR- und EKG-Überwachung
- venöser Zugang – langsame Ringer-Lactat-Infusion
- baldmöglicher Transport in geringere Höhenlage

NA:

- körperliche Untersuchung
- ggf. Intubation und Beatmung
- Medikamente:
  - Sedierung ⟶ z.B. Psyquil® (5–10 ml)
    z.B. Morphin (3–5 mg)
  - Ausschwemmung ⟶ z.B. Lasix® (20–60 mg)
  - evtl. Herzentlastung ⟶ z.B. Nitrolingual®-Spray (2–4 Hübe)
  - Hirnödemprophylaxe ⟶ z.B. Fortecortin® (100 mg)

Merke:

- Mit dem Auftreten einer akuten Höhenkrankheit muß vor allem bei nichthöhenangepaßten und/oder herz-kreislauf-kranken Personen gerechnet werden (schneller Aufstieg in Höhen über 2000 m mit Bergbahnen)

NOTFALLMEDIKAMENTE

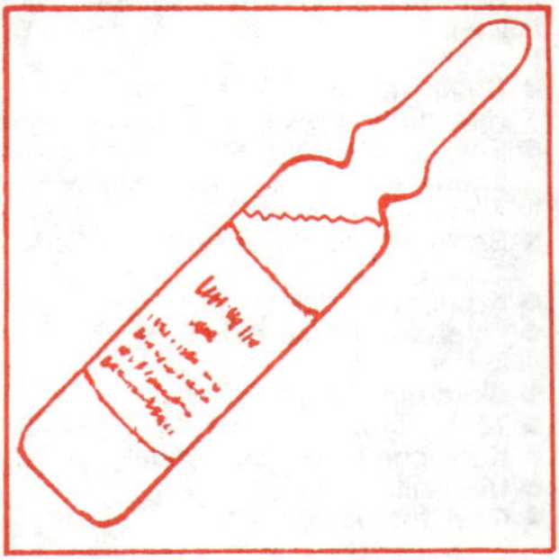

Wenn auch die lebensrettenden Sofortmaßnahmen, z.B. Rettung und Lagerung des Patienten, Blutstillung, ggf. Beatmung und extrathorakale Herzdruckmassage, die Grundlage der Erstversorgung von Notfallpatienten bilden, so ist meist erst durch gezielte Anwendung bestimmter Medikamente eine Besserung und Stabilisierung der Situation möglich.

Der Übersichtlichkeit halber sind sie in sechs Gruppen eingeteilt, wobei es natürlich zu gewissen Überschneidungen kommt.

Medikamente zur:

Gruppe A – **Behandlung von Atemstörungen**

Gruppe B – **Behandlung von Herz- und Kreislauffunktionsstörungen**

Gruppe C – **Schmerzbekämpfung und Sedierung**

Gruppe D – **Narkoseeinleitung**

Gruppe E – **Behandlung spezieller Notfälle**

Gruppe F – **Infusionslösungen**

Merke: Verfalldatum beachten!
Haltbarkeit: Plastikbeutel: 2 Jahre
Glasflaschen, Ampullen: 5 Jahre

ADALAT®:

1 Kapsel enthält 10 mg Nifedipin

Dosierung: 1–2 Kapseln zerbeißen lassen bzw. aufstechen und unter die Zunge geben;
in der hypertonen Krise zusätzlich eine Kapsel schlucken lassen.

Wirkweise
- Gegenspieler des Calciums: Hemmung des Calcium-Einstroms in die Zelle
- Erweiterung der Herzkranzgefäße und der peripheren arteriellen und venösen Gefäße ⟶ Blutdrucksenkung
- Senkung des Sauerstoffbedarfs des Herzens

Indikation:
- hypertone Krise
- koronare Herzkrankheit

Nebenwirkung:
- Blutdruckabfall
- Tachycardie
- Kopfschmerzen, Schwindel
- Übelkeit
- Gesichtsrötung

Kontraindikation:
- Hypotonie
- Schwangerschaft, (Prae-)Eklampsie

Bemerkung:
- Wirkungseintritt: 2–3 Min. nach Zerbeißen der Kapsel
- Es kann 15–30 Min. nach Einnahme der Kapseln zu retrosternalen Schmerzen kommen
- Vorsicht bei Dialysepatienten, da ein deutlicher Blutdruckabfall durch Gefäßerweiterung eintreten kann
- Kombination mit anderen blutdrucksenkenden Medikamenten, z.B. Nitrolingual®, Lasix®, ist möglich
- Therapie einer Adalat®-Intoxikation:
  Calcium 10% (10–20 ml) s.S. 238
  zusätzlich bei Bradycardie:
  Atropin (0,5–1,0 mg), s.S. 235
  ggf. Alupent (0,1–0,5 mg), s.S. 234
  bei Blutdruckabfall: Dopamininfusion, s.S. 240

AKRINOR®: Theodrenalin und Cafedrin

2-ml-Ampulle enthält 10 mg Theoadrenalin und 200 mg Cafedrin

Dosierung: 0,5–1 ml i.v.

Wirkweise:
- *Kreislaufaktivierung*
  - durch Erhöhung der Pumpleistung des Herzens
  - durch Engstellung der (venösen) Blutgefäße

Indikation:
- Hypotonie durch vegetative Störungen (z.B. vaso-vagale Synkope (Kombination mit Atropin)
- relativer Volumenmangel durch Fehlverteilung, z.B. Hitzeohnmacht

Nebenwirkung:
- Tachycardie oder Bradycardie
- Herzklopfen
- pektangiöse Beschwerden
- Atemstimulation

Kontraindikation:
- echter Volumenmangel
- Hypertonie
- Glaucom
- koronare Herzerkrankung

Bemerkung:
- Beim echten Volumenmangel hat Akrinor® nur blutdruckkosmetische Wirkung
- Es verschleiert dann den tatsächlichen Volumenmangel. Hier hat eine dem Volumenverlust entsprechende, ausreichende Infusion von kolloidalen Volumenersatzmitteln, z.B. HÄS 200, zu erfolgen.
- Alternativ kommt die Bereithaltung von Effortil® (Etilefrin) oder noch besser Novadral® (Norfenefrin) in Betracht, wobei diese Substanzen aus pharmakologischer Sicht Vorteile gegenüber Akrinor® besitzen.

Gruppe B
Orciprenalin

ALUPENT®:

1-ml-Ampulle enthält 0,5 mg Orciprenalin
10-ml-Ampulle enthält 5 mg Orciprenalin (sie sind *nur* als Infusionszusatz) einsetzbar)

VERDÜNNEN! 1-ml-Ampulle + 4 ml NaCl 0,9% = 5 ml Lösung (1 ml enthält 0,1 mg Orciprenalin)

Dosierung: 0,1 mg zu Beginn, evtl. wiederholen

Wirkweise:
- *Beta-Rezeptoren-Stimulation:*
  - Erhöhung der Herzkraft und -frequenz
  - Erweiterung der Bronchien und Gefäße → Senkung des peripheren Widerstandes
  - fördernde Wirkung auf Reizbildung und Erregungsleitung des Herzens

Indikation:
- Bradycarde Rhythmusstörungen
- evtl. im Status asthmaticus
- Antidot bei Überdosierung von Beta-Rezeptorenblockern, z.B. Visken®, Dociton®

Nebenwirkung:
- Tachycardie
- Extrasystolie bis zum Kammerflimmern
- Blutdruckabfall
- Herzklopfen
- erhöhter Sauerstoffverbrauch des Herzens
- Unruhe

Kontraindikation:
- Tachycardie
- tachycarde Arrhythmie

Bemerkung:
- Im Rahmen der cardiopulmonalen Reanimation bei Herzstillstand wird es wegen seiner dann ungünstigen pharmakologischen Wirkung nicht eingesetzt Hier ist SUPRARENIN® angezeigt
- Überwachung von Blutdruck und Herzfrequenz
- Die „großen" 10-ml-Ampullen sind nur als Zusatz zur Infusionslösung, wenn eine kontinuierliche Anwendung von Alupent® vorgenommen werden soll, vorgesehen. Sie dürfen aber keinesfalls unverdünnt direkt i.v. injiziert werden.
- Bradycarde Herzrhythmusstörungen werden primär mit Atropin (bis 2 mg) behandelt. Bei Versagen dieser Therapie: Alupent®-Gabe.
- Therapie einer Alupent®-Intoxikation:
  Visken® (0,1–0,4 mg),
  ggf. Sedierung: Valium® (5–10 mg)

Gruppe B

ATROPIN: Atropinum sulfuricum

a) 1-ml-Ampulle enthält 0,5 mg Atropinum sulfuricum
b) 10-ml-Ampulle enthält 100 mg Atropinum sulfuricum

Dosierung:
a) 0,5–1 mg i.v. (bei 1-ml-Ampulle)
b) 50–100 mg zu Beginn i.v. (10-ml-Ampulle)

Wirkweise:
- Hemmung der Wirkung des am parasympathischen Nervenende freigesetzten Acetylcholins auf das Erfolgsorgan *(Parasympathicolyse* bzw. Vagolyse)
  ⟶ Steigerung der Herzfrequenz
  ⟶ Hemmung der Speichel-, Schleim- und Schweißsekretion
  ⟶ Verminderung des Tonus der glatten Muskulatur
  ⟶ Erweiterung der Pupillen

Indikation:
a)
- Sinusbradycardie
- Vagusdämpfung bei Intubation

b)
- Vergiftung mit Alkylphosphaten, z.B. E 605® (Zeichen: Abgesehen von der akuten Morphinvergiftung die einzige Form des Kreislaufstillstandes mit engen Pupillen)

Nebenwirkung:
- Tachycardie, Arrhythmie
- Akkomodationsstörungen (schlechte Anpassung des Auges auf Nah- und Fernsehen)
- Pupillenerweiterung (Mydriasis)
- Mundtrockenheit

Kontraindikation:
- Tachycardie
- Akutes Glaukom (grüner Star)

Bemerkung:
- Bei der E-605®-Vergiftung wird Atropin als nur *teilweises!* Antidot eingesetzt. Es hebt zwar die Alkylphosphatwirkung am Herzen auf, nicht jedoch die zentrale und periphere Atemlähmung. Deshalb muß die Atemfunktion des Patienten genau beobachtet und ggf. künstlich beatmet werden.
- Therapie einer Atropin-Intoxikation:
  Anticholium® (0,03 mg/kg KG)
  ggf. Visken® (0,1–0,4 mg) und
  Sedierung: Valium® (5–10 mg)
- Alternativ zur intravenösen Gabe kommt die endotracheale Gabe der (doppelten) Dosis in Betracht, wenn nicht schnell genug ein venöser Zugang zur Verfügung steht.

Gruppe A
Fenoterol

BEROTEC®:

Dosierung: 2–3 Hübe, zur Wehenhemmung: 5 Hübe

Wirkweise:
- In erster Linie *Beta-2-Stimulation*: Weitstellung der Bronchien, Gefäße und der glatten Muskulatur
- Abnahme des Atemwiderstandes
- Wehenhemmung
- geringe Beta-1-Stimulation: Steigerung der Herzkraft und der Herzfrequenz

Indikation:
- Asthma bronchiale
- Krankheitsbilder mit enggestellten Atemwegen
- Bevorstehende Geburt ⟶ Wehenhemmung

Nebenwirkung:
- Herzklopfen
- Tachycardie
- evtl. Blutdruckabfall
- Unruhe

Kontraindikation:
- Tachycardie, Arrhythmie
- frischer Herzinfarkt
- unter der Geburt stehende Frauen
- Schilddrüsenüberfunktion

Bemerkung:
- Wichtig: Richtige Anwendungstechnik beachten ⟶ Patient muß im Moment der Spraygabe einatmen
- Die maximale Wirkung wird etwa nach 15 Minuten erreicht und hält etwa 4–6 Stunden an.
- Die durch Berotec® mögliche Wehenhemmung (gleiche Wirksubstanz wie Partusisten®) sollte nur eingesetzt werden, solange die Frau nicht unmittelbar unter der Geburt steht (Wehenpause über 2 Minuten). Sind die Wehenpausen kleiner, sollte die Geburt an Ort und Stelle vollendet werden.
- Bei Überdosierungserscheinungen (Tachycardie, Arrhythmie, Extrasystolie): Gabe von Betablockern, z.B. Visken® (0,1–0,4 mg).

BUSCOPAN® 2 % N-Butylscopolaminiumbromid +

1-ml-Ampulle enthällt 20 mg N-Butylscopolaminiumbromid

Dosierung: 1 Ampulle langsam i. v.

Wirkweise:
- Hemmung der Parasympathikus-(Vagus-) Wirkung auf die glatte Muskulatur des Magen-Darm-Trakts, der Gallen- und der ableitenden Harnwege ⟶ krampflösende Wirkung
- Hemmung der motorischen Funktion ⟶ Verlangsamung der Magenentleerung

Indikation:
- Krampf- und kolikartige Schmerzen z. B. Gallenkolik, Nierenkolik

Nebenwirkung:
- Blutdruckabfall
- Tachycardie
- Pupillenerweiterung
- Akkomodationsstörung (schlechte Anpassung der Augen auf Nah- und Fernsehen)
- Lichtempfindlichkeit

Kontraindikation:
- Glaucom (grüner Star)
- Hypotomie
- Tachyarrhythmie
- Stenosen im Magen-Darm-Trakt
- Prostatahyperthrophie

Bemerkung: Um die klinische Diagnostik nicht zusätzlich zu erschweren, sollte Buscopan® nicht bei unklarem (akutem) Abdomen oder Abdominaltrauma verwendet werden.

Gruppe B
Calciumgluconat

CALCIUM 10%:

10-ml-Ampulle enthält 4,5 mval Calciumgluconat

Dosierung: 10 ml langsam i.v.

Wirkweise:
- *Erhöht Ventrikelerregbarkeit* und steigert die Schlagkraft des Herzens
- Entzündungshemmend
- Erhöhung der Stabilität der Zellmembran
- Gefäßabdichtend

Indikation:
- Herz-Kreislauf-Stillstand (Hyposystolie)
- Allergische Reaktionen
- Hypocalcämie (Calciummangelzustände wie die echte Tetanie)
- Flußsäure-Verätzungen (HF)

Nebenwirkung:
- ventrikuläre Rhythmusstörungen bis zum Herzstillstand
- Bei zu schneller Injektion: Wärme- und Hitzegefühl, Übelkeit, Erbrechen, Blutdruckabfall

Kontraindikation:
- Schwere Niereninsuffizienz
- Längere Vorbehandlung mit Digitalispräparaten, z.B. Lanitop®
- Gleichzeitige Gabe von Natriumbicarbonat

Bemerkung:
- Bei der Hyperventilationstetanie liegt im Gegensatz zur echten Tetanie kein Calciummangel vor. Deshalb sollten diese Patienten nicht mehr mit Ca^{++} behandelt werden, sondern beruhigt oder ggf. sediert werden (z.B. 5–10 mg Valium®)
- Ca^{++} darf nur an liegenden Patienten injiziert werden
- Insgesamt gibt es, von der lokalen Anwendung (Unterspritzen der Verätzung) bei Flußsäure-Schädigungen keine sicher nachgewiesene Wirksamkeit für Calcium in der Notfallmedizin.

Gruppe B
Dobutamin

DOBUTREX®:

1 Injektionsflasche enthält 250 mg Dobutamin-Trockensubstanz

Nur als Infusionszusatz:
125–250 mg Dobutrex® in 500 ml Trägerlösung, z.B. Ringer-Lactat

Dosierung: 60–100 Tropfen/min., z.B. 1 Tropfen/kg KG/min., infundieren

Wirkweise:
- Synthetisches Katecholamin
- Stimulation von Beta-1-Rezeptoren → Steigerung der Herzkraft
- Verbesserung der Herzleistung durch Erhöhung des Schlagvolumens
- Senkung des Pulmonalkapillardruckes → Verminderung einer Lungenstauung
- Geringe Beta-2-Stimulation → Gefäßerweiterung (z.B. Nieren, Herzkranzgefäße)

Indikation:
- Herzinsuffizienz (mit Lungenstauung)
- Cardiogener Schock
- Cardiomyopathie (Herzmuskelerkrankung)
- Zustand nach Herzoperationen

Nebenwirkung:
- ventrikuläre Extrasystolen
- Angina-pectoris-Beschwerden
- Tachycardie (gering)
- Kopfschmerzen
- Kurzatmigkeit

Kontraindikation:
- Volumenmangel
- Schilddrüsenüberfunktion
- Tachyarrhythmie

Bemerkung:
- Günstig: Kombination von Dopamin und Dobutrex® in jeweils niedriger Dosierung (je 30–60 Tropfen/min.).
- Die Lösung kann sich rosa verfärben, es tritt jedoch kein Wirkungsverlust ein.
- WICHTIG: Unter Dobutrex®-Behandlung ständig Herzfrequenz (Monitor) und Blutdruck kontrollieren.

DOPAMIN

5-ml-Ampulle enthält 50 mg Dopamin
10-ml-Ampulle enthält 200 mg Dopamin (doppelte Konzentration)

Nur als Infusionszusatz verwenden!
100–200 mg Dopamin in 500 ml Trägerlösung, z.B. Ringer-Lactat

Dosierung: 60–100 Tropfen/min., z.B. 1 Tropfen/kg KG/min., infundieren

Wirkweise:
- *Alpha-Rezeptorenstimulation:* Engstellung der Gefäße in der Peripherie, z.B. Haut, Muskulatur
- *Beta-Rezeptorenstimulation:* Erhöhung der Herzkraft und -frequenz, Erweiterung der Bronchien, Gefäße durch verbesserte Durchblutung
- Aktivierung bzw. Unterstützung der Darm- und Nierenfunktion

Indikation:
- ausgeprägte Herzleistungsschwäche, insbesondere cardiogener Schock
- akute Herz-Kreislauf-Insuffizienz, z.B. septischer Schock
- drohendes Nierenversagen im Rahmen eines Schockgeschehens
- Unterstützung der Nierenfunktion bei (PEEP-)Beatmung

Nebenwirkung:
- Tachycardie
- Herzrhythmusstörungen, z.B. Extrasystolen
- Verminderung der peripheren Durchblutung
- Erhöhung des Sauerstoffverbrauches des Herzens

Kontraindikation:
- Volumenmangelschock
- Tachycardie
- Schilddrüsenüberfunktion

Bemerkung:
- Während Dopamin in niedriger Dosierung vor allem einen Beta-stimulierenden Effekt mit Weitstellung der Gefäße, insbesondere auch der Nierengefäße, und Steigerung der Urinproduktion hat, kommt es bei höherer Dosierung (Alpha-Stimulation) zur allgemeinen Gefäßengstellung.

- **WICHTIG:** Unter Dopaminbehandlung ständig Herzfrequenz (Monitor) und Blutdruck kontrollieren.

- Günstig: Kombination von Dopamin und Dobutrex® in jeweils niedriger Dosierung.

EBRANTIL®

10-ml-Ampulle enthält 50 mg Urapidil

Dosierung: Initial: 12,5–25–50 mg langsam i.v., evtl. nach 2 min. halbe Dosis wiederholen

Wirkweise:
- Verminderung des Sympathikotonus durch Angriff an zentralen Strukturen (Beeinflussung des Vasomotorenzentrums im verlängerten Rückenmark)
- Blockade des Alpha-Rezeptoren der Gefäßmuskulatur → Weitstellung der Gefäße

Indikation:
- Hypertone Krise
- Schwere Hypertonie
- Kontrollierte Blutdrucksenkung bei Hochdruckpatienten während und nach Operationen

Nebenwirkung:
- Schwindel, Kopfschmerzen, Unruhe
- Herzklopfen, pektanginöse Beschwerden, Schweißausbruch
- Atemnot

Kontraindikation:
- Aortenisthmusstenose
- Arteris-venöse Shunts
- Schwangerschaft

Bemerkung: Die blutdrucksenkende Wirkung kann durch gleichzeitig verabreichte blutdrucksenkende Medikamente (z.B. Adalat®, Nitrolingual®, Lasix®) verstärkt werden.

EUPHYLLIN®: Theophyllin-Äthylendiamin

2-ml-Ampulle enthält 0,12 g Theophyllin-Äthylendiamin
10-ml-Ampulle enthält 0,24 g Theophyllin-Äthylendiamin

Dosierung: Initial: 5 mg/kg KG (z.B. 0,36 g) langsam i.v.
dann: 0,5 mg/kg KG/Stunde, z.B. 500 ml Trägerlösung (RL) + 0,24 g Euphyllin® ⟶ 20–40 Tropfen/min.

Wirkweise:
- *Erweiterung der Bronchien* mit Herabsetzung des Atemwegswiderstandes
- Stimulation des Atemzentrums im Gehirn
- Erniedrigung des peripheren Widerstandes
- Abnahme des venösen Rückstroms
- Förderung der Nierenfunktion

Indikation:
- Asthma bronchiale
- Krankheitsbilder mit enggestellten Atemwegen
- Status asthmaticus
- Akute Rechtsherzinsuffizienz

Nebenwirkung:
- Tachycardie, Arrhythmie
- Unruhe
- Übelkeit, Erbrechen
- Kopfschmerz
- Blutdruckabfall
- Gesteigerte Urinproduktion
- Erhöhte Krampfneigung (Kinder)

Kontraindikation:
- Tachycardie
- Hypotonie
- Cardiogener Schock
- Epilepsie

Bemerkung:
- Bei der Behandlung des schweren Asthma-Anfalles wird man zusätzlich Medikamente, die auf die sympathischen Nervenendigungen wirken ($Beta_2$-Stimulator), z.B. Berotec®-Spray und eventuell auch Glucocorticoide, z.B. Fortecortin®, einsetzen.
- Therapie einer Euphyllin®-Intoxikation:
  Isoptin® (2,5–5 mg),
  ggf. Sedierung: Valium® (5–10 mg)

FORTECORTIN®

a) 5-ml-Ampulle enthält 40 mg Dexamethason-phosphat
b) 10-ml-Ampulle enthält 100 mg Dexamethason-phosphat

Dosierung:
a) 40 mg i.v.
b) 100 mg i.v.

Wirkweise:
- Stabilisierung der Zellmembran
- Erweiterung der Bronchien
- *entzündungshemmend*

Indikation:
a)
- leichte allergische Reaktionen
- Status asthmaticus

b)
- schwere allergische Reaktionen
- Hirnödemprophylaxe

Nebenwirkung:
- bei einmaliger Gabe: keine
- bei zu schneller Injektion: Venenreizung, Juckreiz

Kontraindikation:
- in der Notfallmedizin: keine

Bemerkung:
- Es wurde in der Notfallmedizin Dexamethason anderen Corticoiden vorgezogen, da bei dieser Substanz ein ausreichender Nachweis der Hirnödemprophylaxe vorliegt.
- Es ist zu beachten, daß der Wirkungseintritt von Corticoiden erst nach 5–15 Minuten erfolgt
- Deshalb ist im anaphylaktischen Schock stets zuerst Suprarenin® (s. dort) einzusetzen

GLUCOSE 40%:

10-ml-Ampulle enthält 4 g Glucose

Dosierung: 3–8 Ampullen initial ≙ 12–32 g Glucose
Weitere Dosierung nach Wirkung

Wirkweise:
- Anheben des Blutzuckerspiegels
- unmittelbar nach Injektion kommt es zum Einstrom von Glucose in die Zellen (vor allem im Gehirn) und so zur Besserung der Symptome

Indikation:
- Hypoglykämie, BZ unter 60 mg/100 ml (3,3 mmol/l)

Nebenwirkung:
- Venenreizung (hochkonzentrierte Lösung: deshalb nur parallel zur laufenden Infusion, z.B. Ringer-Lactat-Lösung injizieren)

Kontraindikation:
- Nachgewiesene Hyperglykämie, BZ über 150 mg/100 ml (8,3 mmol/l)

Bemerkung:
- Zeichen der akuten Unterzuckerung (Hypoglykämie): Schwächegefühl, nervöse Unruhe, Zittern, Schwitzen, Heißhunger, später Schläfrigkeit bis zur Bewußtlosigkeit, Krämpfe
- Regel: Bei jedem komatösen Patienten BLUTZUCKER-BESTIMMUNG mit einem Teststreifen
- Insbesondere bei Patienten mit chronischem Alkoholgenuß und bei insulinpflichtigen Diabetikern ist mit Hypoglykämien zu rechnen
- Steht kein Teststreifen zur Verfügung, so können 3 Ampullen Glucose 40% zur Unterscheidung Hypoglykämie – Hyperglykämie gegeben werden. Bei Unterzuckerung wird der Patient erwachen, während beim hyperglykämischen Koma keine Besserung eintritt. Umgekehrt darf Insulin *niemals* als diagnostisches Hilfsmittel hier eingesetzt werden, da es bei Unterzuckerung zu schwersten Hirnschäden kommen kann

HAES-steril® 6%

500-ml-Beutel enthält 6% Hydroxyäthylstärke in NaCl 0,9%

Dosierung: Je nach Volumenverlust bis zu 20 ml/kg KG/Std. initial

Wirkweise:
- Ersatz von verlorenem Blutvolumen (kolloidales Volumenersatzmittel)
- Förderung der Mikrozirkulation
- Plasmahalbwertzeit (Zeitraum, nach dem die Hälfte der infundierten Menge noch in der Blutbahn vorhanden ist) liegt bei 4 bis 6 Stunden

Indikation:
- Blutverluste (nach innen und außen)
- Volumenmangelschock z.B. Verbrennung

Nebenwirkung:
- Verlängerung der Blutungszeit
- Allergische Reaktionen (selten)

Kontraindikation:
- Schwere Blutgerinnungsstörungen
- Manifeste Niereninsuffizienz
- Dekompensierte Herzinsuffizienz
- Frühschwangerschaft

Bemerkung:
- Geringeres Risiko von schweren allergischen Reaktionen als bei Dextran 60 (Macrodex®, Schiwadex®), dennoch sollten die ersten 20–50 ml Haes-steril® 6% langsam und unter sorgfältiger Beobachtung des Patienten infundiert werden.
- Deutlich geringere Beeinträchtigung der Gerinnung als durch Dextran 60 (Macrodex®, Schiwadex®), das grundsätzlich als alternative Substanz in Betracht kommt.

HYPNOMIDATE®:

10-ml-Ampulle enthält 20 mg Etomidat

Dosierung: 0,15–0,30 mg/kg KG (bei 70-kg-Patienten ≙ 10–20 ml, max. 80 ml) i.v.

Wirkweise:
- Zentral angreifendes, kurz wirksames Narkotikum
- Schneller Wirkungseintritt
- Geringe Atemdepression
- Geringe Beeinflussung des Herz-Kreislauf-Systems
- Senkung des Hirndruckes
- Krampfdurchbrechung

Indikation:
- Einleitung einer Narkose
- Intubation
- Kardioversion
- Status epilepticus

Nebenwirkung:
- Unkontrollierte Bewegungen (Fibrillieren, Zucken) einzelner oder mehrerer Muskelgruppen
- Venenschmerzen bei der Injektion

Kontraindiaktion:
- Säuglinge, Kinder
- Alkohol-Tabletten-Intoxikation
- (Schwangerschaft)

Bemerkung:
- Hypnomidate® sollte nur unter Narkosebedingungen (Intubation, Beatmung) angewendet werden.
- Hypnomidate® hat keine analgetische Wirkung ⟶ zur Narkoseführung (z.B. beim Polytrauma) nur in Kombination mit einem Schmerzmittel, z.B. Morphin (3–5 mg), verwenden.
- In seltenen Fällen kann es nach Anwendung von Hypnomidate® zu einem Versagen der Produktion bestimmter körpereigener Hormone kommen (akute Nebennierenrindeninsuffizienz).
- Hypnomidate® sollte grundsätzlich nicht gleichzeitig mit anderen Medikamenten, insbesondere Lasix®, Trapanal®, Valium® und Katecholaminen (Alupent®, Dobutrex®, Dopamin®, Suprarenin®) injiziert werden (Ausfällung bzw. Inaktivierung).

Gruppe B
Verapamil

ISOPTIN®:

2-ml-Ampulle enthält 5 mg Verapamil

Dosierung: 2,5–5 mg langsam i.v.

Wirkweise:
- Gegenspieler des Calciums (am Herzmuskel)
- Hemmende Wirkung auf den Ca^{++}-Einstrom an der Herzmuskelzelle
- *Antiarrhythmische Wirkung* durch Verlangsamung der Erregungsleitung und -ausbreitung im Herzmuskel
- Verminderung der Überleitung von Vorhof auf Kammer
- Periphere Gefäßerweiterung

Indikation:
- Tachycarde Rhythmusstörungen (vor allem supraventrikuläre- und absolute Tachyarrhythmien)
- Vorhofflattern
- Vorhofflimmern
- evtl. bei der hypertonen Krise

Nebenwirkung:
- Hemmung der Erregungsleitung (AV-Blockierung) bis zum Herzstillstand
- Minderung der Herzkraft
- Blutdruckabfall

Kontraindikation:
- Ausgeprägte Herzinsuffizienz
- Ausgeprägte Bradycardie
- Vorherige Behandlung mit Betablockern, z.B. Visken®
- Cardiogener Schock
- Vorbestehende höhergradige AV-Blockierung

Bemerkung:
- Isoptin® sollte nur unter EKG-Kontrolle verabreicht werden
- Die Kombination von Verapamil (Isoptin®) und einem Betablocker (z.B. Visken®) ist verboten
- Therapie einer Intoxikation mit Calciumantagonisten (z.B. Isoptin®, Adalat®)
  Calcium 10% (10–20 ml)
  ggf. Atropin (0,5–2 mg)
  und Alupent® (0,1–0,5 mg)
  und Dopamin-Infusion

KETANEST®:
5-ml-Ampulle enthält 50 mg Ketamin

Dosierung: 0,5–2,0 mg/kg KG i.v. (der gering konzentrierten Lösung)

Wirkweise:
- Verlust des Bewußtseins
- Schmerzlinderung ohne Atemdepression
- Wirkungseintritt nach 30 Sekunden
- Erweiterung der Bronchien

Indikation:
- *Narkoseeinleitung* (insbesondere im Schock und bei Asthmatikern)
- Narkose bei Kindern
- bei niedriger Dosierung: ⟶ Schmerzbekämpfung

Nebenwirkung:
- Steigerung von Herzfrequenz und Blutdruck
- Steigerung des Sauerstoffverbrauchs am Herzen
- Hirndrucksteigerung und Herabsetzung der Hirndurchblutung
- vermehrte Speichelsekretion
- Alpträume

Kontraindikation:
- Hypertonie
- Erhöhter Hirndruck, z.B. bei Schädel-Hirn-Trauma
- Epilepsie
- Eklampsie
- Herzinsuffizienz
- Koronare Herzerkrankung

Bemerkung:
- Durch Ketanest® wird Atmung nicht beeinflußt
- (Rachen-)Schutzreflexe bleiben erhalten
- Augenreflexe bleiben erhalten, Augen bleiben geöffnet, Augenbewegungen
- Zur Vermeidung von Angstträumen sollten sedierende Substanzen, z.B. 5–10 mg Valium®, zugesetzt werden
- Zur Minderung der Speichelsekretion: Prämedikation mit Atropin (0,5–1,0 mg)

- Wegen des relativ schnellen und sicheren Wirkungseintritts kann Ketanest® auch, ausnahmsweise, z.B. bei Kindern intramuskulär verabreicht werden wenn, nicht schnell genug, ein venöser Zugang angelegt werden kann.

LANITOP®:

2-ml-Ampulle enthält 0,2 mg Metildigoxin

Dosierung: 0,2–0,4 mg langsam i.v., abhängig von vorangegangener Digitalisbehandlung

Wirkweise:
- Förderung der Kontraktionskraft des Herzens (positive Inotropie)
- Abnahme der Herzfrequenz (dem Herzen steht in der Diastole zur Füllung mehr Zeit zur Verfügung)
- *Hemmung der AV-Knoten-Überleitung* (Vorhof ⟶ Kammer)

Indikation:
- Tachycarde Rhythmusstörungen (supraventriculär) z.B. Vorhofflattern mit schneller Überleitung

Nebenwirkung:
- Extrasystolien (insbesondere ventriculär) und Kammerflimmern, vor allem bei Hypokaliämie (niedrige K^+-Konzentration im Serum)
- Bradycardie
- EKG-Veränderung (bogige ST-Streckensenkung)
- Verlangsamung der atrio-ventriculären Überleitung bis zur AV-Blockierung

Kontraindikation:
- AV-Blockierung II.–III. Grades
- Volldigitalisierung
- bevorstehende Kardioversion
- Vorsicht bei Hypokaliämie

Bemerkung:
- Vorsicht bei niereninsuffizienten Patienten ⟶ da bei ihnen Digitalispräparate nur vermindert ausgeschieden werden ⟶ Gefahr der Digitalisvergiftung.
  Symptome: Erbrechen, Farbensehen, Doppelbildersehen, Benommenheit, Halluzinationen
- Therapie einer Digitalis-Intoxikation:
  bei Bradycardie: Atropin (0,5–2 mg)
  bei (ventrikulärer) Tachycardie, Extrasystole: Xylocain® (50–100 mg)
- Verstärkung der Digitaliswirkung durch:
  Calcium
  Diuretika, z.B. Lasix®
  Glucocorticoide, z.B. Fortecortin®
- Alternativ kommt die Bereithaltung von Novodigal® (Acetildigoxin) in Betracht, das in allen Eigenschaften, einschließlich der Dosierung, dem Lanitop® sehr ähnlich ist.

LASIX®:

2-ml-Ampulle enthält 20 mg Furosemid, 4-ml-Ampulle enthält 40 mg Furosemid

Dosierung: 5–10–20–40 mg i.v., je nach Schweregrad und Wirkung

Wirkweise:
- Hemmung der Natriumrückresorption in der Niere ⟶ *vermehrte Ausscheidung* von Wasser
- Erhöhung der Nierendurchblutung
- Gefäßerweiterung ⟶ venöses Angebot an das Herz sinkt ⟶ Entlastung des Herzens

Indikation:
- Lungenödem
- Oligurie (Verminderung der Harnausscheidung unter 300 ml/täglich)
- Schwere Überwässerung
- Süßwasserertrinken
- Hypertone Krise
- Forcierte Diurese (bei Intoxikationen)

Nebenwirkung:
- erhöhte Ausscheidung aller Elektrolyte (K^+, Na^+, Cl^-, Ca^{++}, Mg^{++})
- bei längerer Gabe ⟶ Hypokaliämie (Abfall der K^+-Konzentration im Serum)
- Thrombosegefahr durch Zunahme des Hämatokrit (Eindickung des Blutes)
- Blutdruckabfall

Kontraindikation:
- Anurie (Harnausscheidung unter 100 ml/täglich) durch nierenschädigende Substanzen
- praerenales Nierenversagen (z.B. Volumenmangel)
- postrenales Nierenversagen (Abflußbehinderung z.B. durch Nierenstein)
- Kaliummangelzustände
- Schwangerschaft

Bemerkung:
- Furosemid zunächst nicht höher als 40 mg (= 2 Ampullen) dosieren, um nicht eine überschießende Ausscheidung mit Volumenmangel bzw. Bluteindickung entstehen zu lassen.
- Bei gleichzeitiger Gabe von Lasix® und Digitalispräparaten (Lanitop®, Novodigal® etc.) ist mit erhöhter Arrhythmierate (Hypokaliämie) zu rechnen.
- Vorsicht! Bei Patienten mit Prostatavergrößerung kann es zu akuter Überdehnung der Blase kommen.

MACRODEX®, SCHIWADEX® — Dextran 60
4,5% oder 6%:

500-ml-Beutel enthält 4,5% bzw. 6% Dextran 60 (hochmolekulares Polysaccharid) in Ringer-Lactat-Lösung bzw. NaCl 0,9%

Dosierung: Je nach Volumenverlust, maximal 1,5 g/kg KG (70-kg-Patient: 1750 ml der 6%-Lösung)

Wirkweise:
- Ersatz verlorenen Blutvolumens (kolloidales *Volumenersatzmittel)*
- Erhöhung des zirkulierenden Blutvolumens
- Plasmahalbwertszeit (Verweildauer der Hälfte der Substanz im zirkulierenden Blut) liegt bei 6 bis 8 Stunden
- verbesserte Fließeigenschaften des Blutes (Mikrozirkulation)

Indikation:
- Blutverluste (nach innen und außen)
- Volumenmangelschock

Nebenwirkung:
- Blutgerinnungsstörungen durch Hemmung der Thrombocytenfunktion
- Verlängerung der Thrombinzeit (Gerinnungshemmung)
- Verstärkung der Blutungsneigung
- allergische Reaktionen

Kontraindikation:
- Thrombocytopenie (Thrombocytenmangel),
- Gerinnungsstörungen
- dekompensierte Herzinsuffizienz
- manifeste Niereninsuffizienz
- Dextran-Allergie

Bemerkung:
- Durch Dextrangabe kann die Blutgruppentestung erschwert sein (vorher „Kreuzblut"-Abnahme).
- Alternativ kommt die Bereithaltung von HÄS 200 in Betracht (s.S. 245).

PROMIT®: — Dextran

Niedermolekulares Dextran zur Vermeidung (schwerer) Überempfindlichkeitsreaktionen auf hochmolekulares Dextran (z.B. Macrodex®, Rheomacrodex®)

Wirkweise: Blockierung eventuell im Blut zirkulierender Antikörper (Immunglobuline) gegen Dextran

Anwendung: Einige Minuten vor Beginn der ersten Dextran-Infusion langsam i.v. injizieren (Erwachsene 20 ml, Kinder 0,3 ml/kg KG)

Gruppe C

MORPHIN: Morphinum hydrochloricum

1-ml-Ampulle enthält 10 mg Morphinum hydrochloricum

VERDÜNNEN! 1-ml-Ampulle + 9 ml NaCl 0,9% = 10 ml Lösung (1 ml Lsg. enthält 1 mg Morphin)

Dosierung: 3–10 mg langsam i.v.

Wirkweise:
- hemmt im Großhirn die Schmerzempfindung
- macht gleichgültig
- senkt Druck in der Lungenschlagader

Indikation:
- *schwerste Schmerzzustände,* z.B. Herzinfarkt, Lungenembolie, Schwerverletzte;
- Lungenödem

Nebenwirkung:
- zentrale Atemhemmung
- Pupillenverengung
- Bewußtseinstrübung
- Hemmung des Hustenreflexes
- Auslösung von Übelkeit und Erbrechen
- Histaminfreisetzung
- Gefäßerweiterung

Kontraindikation:
- Atemdepression, wenn keine Beatmung erfolgt
- kolikartige Schmerzen (da Morphin den Tonus der Muskulatur von Hohlorganen erhöht, kann es z.B. Gallen- und Nierenkoliken verstärken)

Bemerkung:
- ständige Überwachung von Blutdruck und Atemfrequenz notwendig
- durch Vorspritzen eines den Brechreiz hemmenden Mittels, z.B. Paspertin®, können die Übelkeit und das Erbrechen vermindert werden
- bei schweren Schmerzzuständen hat es sich als günstig erwiesen, niedrige Dosen von Morphin (z.B. 5 mg i.v.) mit niedrigen Dosen sedierender Substanzen (z.B. Psyquil® 5 mg) zu kombinieren. Bei nicht ausreichender Wirkung kann dies evtl. wiederholt werden (Vorsicht: Atemdepression!).
- Vorsicht bei Patienten mit Asthma bronchiale (Anfallauslösung)
- Es gibt eine ganze Reihe von Argumenten für die (alleinige) Bereithaltung von Morphin als Opiatanalgetikum im Notarztdienst, da es in seinem Wirk- und Nebenwirkungsspektrum gegenüber den übrigen möglichen Substanzen (Dolantin®, Fentanyl®, Dipidolor®, Fortral®, Temgesic®) Vorteile besitzt.

$NaHCO_3$ 8,4%: Natriumbicarbonat

1 Infusionsflasche enthält 250 mval Natriumbicarbonat in 250 ml Lösung.
20-ml-Ampulle enthält 20 mval Natriumbicarbonat in 20 ml Lösung.

Dosierung: 1 mval pro kg Körpergewicht
Neugeborenenreanimation: 2 mval/kg KG
evtl. kann die halbe Dosis nach 10 Minuten wiederholt werden

Wirkweise:
- Dieser „körpereigene" *Puffer* bindet saure Wasserstoffionen, dabei entsteht Kohlensäure, die dann als Kohlendioxyd (CO_2) über die Lunge abgeatmet wird

Indikation:
- Metabolische Azidose (z.B. bei Herz-Kreislaufstillstand)

Nebenwirkung:
- Atemdepression
- bei Überdosierung: metabolische Alkalose
- bei paravenöser Injektion: Gewebsschädigungen (Nekrosen)

Kontraindikation:
- Alkalose
- respiratorische Azidose
- Hypoventilation
- gleichzeitige Gabe von Calcium ► Ausfällung

Bemerkung:
- Bei der Gabe von $NaHCO_3$ muß auf eine ausreichende Atemfunktion geachtet werden, ggf. ist der Patient zu beatmen
- Einzige Indikation im Bereich der außerklinischen Notfallmedizin ist der Herz-Kreislaufstillstand (Blindpufferung)
- Zurückhaltender Azidoseausgleich, eine Alkalose ist wegen der erschwerten Sauerstoffabgabe an den Erythrozyten ungünstiger als eine leichte Azidose
- $NaHCO_3$-Ampullen (Neugeborenen- bzw. Kinderreanimation) dürfen nur 1 : 1 verdünnt bzw. als Zusatz zu Infusionslösungen angewandt werden
- Ist eine Blutgasanalyse möglich, so erhält der Patient $NaHCO_3$ nach folgender Formel: –BE X kg KG X 0,3 = ml $NaHCO_3$ (BE=Bedarf an alkalischen Valenzen)
- $NaCO_3$ darf nicht zusammen mit Katecholaminen (Dobutrex®, Dopamin, Suprarenin®, Akrinor®, Alupent®), Calcium- und/oder Magnesiumionen (Ringer-Lactat) zugeführt werden (Inaktivierung bzw. Ausfällung).

NITROLINGUAL®-Kapseln (-Spray):

1 Kapsel enthält 0,8 mg Nitroglycerin
1 Hub Spray enthält 0,4 mg Nitroglycerin

Dosierung: 0,8 mg (Patient muß Kapsel zerbeißen und nicht hinunterschlucken, da die Resorption über die Mundschleimhaut erfolgt).

Wirkweise:
- Verminderung des venösen Rückstroms durch *Weitstellung,* insbesondere der venösen *Gefäße*
- Senkung der Vorlast und Nachlast des Herzens
- Senkung des Sauerstoffverbrauches am Herzen durch Verminderung der Herzarbeit

Indikation:
- Angina pectoris
- Cardiales Lungenödem
- Lungenstauung

Nebenwirkung:
- Blutdruckabfall
- Übelkeit, Erbrechen
- Kopfschmerzen
- ggf. Tachycardie

Kontraindikation:
- Volumenmangel
- Hypotonie

Bemerkung:
- Häufige Blutdruckkontrolle notwendig, da insbesondere bei höherer Dosierung mit einem RR-Abfall gerechnet werden muß
- Zur differentialdiagnostischen Klärung:
  Herzinfarkt – Angina pectoris
  Lassen sich die Beschwerden durch 0,8 mg Nitroglycerin nicht eindeutig bessern, so begründet dies den dringenden Verdacht auf einen Herzinfarkt.
- Bei Verwendung von Spray ist auf eine richtige Anwendung zu achten (während der Einatmung unter die Zunge sprühen).
- Therapie einer Nitroglycerin- bzw. Nitrat-Intoxikation:
  Volumenzufuhr: z.B. Ringer-Lactat (250–1000 ml)
  ggf. Dextran 60 (250–500 ml)
  evtl. Dopamin-Infusion

NORCURON®

Gruppe D
Vecuronium

2-ml-Ampulle enthält 4 mg Vecuronium in Pulverform. Zu lösen mit 2 ml Aqua für Injektionszwecke. 1 ml Lösung enthält 2 mg Wirkstoff.

Dosierung: Injektion (2 min vor Pantolax® bzw. vor der definitiven Dosis) zur Intubation: 1 mg beim Erwachsenen
Muskelrelaxierung: 0,1 mg/kg KG i.v.

Wirkweise:
- Als Curare-Substanz (nicht depolarisierendes Relaxans) blockiert es die Erregungsübertragung an der neuromuskulären Endplatte durch Besetzung der Rezeptoren
- Hierdurch kommt es zur vorübergehenden (ca. 20–30 min) Lähmung der Atem- und Skelettmuskulatur
- Wirkungseintritt nach 2–3 min

Indikation:
- Einleitung und Durchführung einer Narkose
- Verhinderung von muskelkaterartigen Beschwerden: Vorgabe von 1 mg beim Erwachsenen mehrere Minuten vor Gabe von depolarisierenden Relaxantien (z.B. Pantolax®)
- Muskelrelaxierung beim Notfallpatienten z.B. beim Schädel-Hirn-Verletzten, Patient mit Verdacht auf Hirndrucksteigerung, perforierender Augenverletzung

Nebenwirkung:
- Atemstillstand
- Senkung des Augeninnendruckes

Kontraindikation:
- Fehlende Möglichkeiten zur Absaugung, Intubation und Beatmung
- Aspirationsgefährdete Patienten
- Myasthenia gravis (sehr seltene Erkrankung mit Störung der Erregungsübertragung an den Nervenendplatten der Muskulatur)

Bemerkung:
- Die Wirkung kann durch Cholinesterasehemmer z.B. Prostiguin® aufgehoben werden
- Da das Bewußtsein durch Muskelrelaxantion nicht beeinflußt wird, darf Norcuron® nur in Kombination mit Narkosemitteln, z.B. Trapanal® eingesetzt werden.
- Alternativ kommt die Bereithaltung von Pancuronium® in Betracht, das wegen seines verzögerten Wirkungseintritts und einer längeren Wirkzeit weniger geeignet erscheint

PANTOLAX®:

5-ml-Ampulle (2%) enthält 100 mg Succinylbischolin

Dosierung: 1–2 mg/pro kg Körpergewicht i.v.

Wirkweise:
- Blockierung der Erregungsübertragung der neuromuskulären Endplatte
- Erschlaffung der Skelett- und Atemmuskulatur
- Wirkungseintritt nach ca. 1/2–1 Minute
- Wirkungsdauer ca. 3–5 Minuten

Indikation:
- Endotracheale Intubation zur Narkoseeinleitung *(Depolarisationsblock)*
- kurzzeitige Muskelrelaxation, z.B. bei Blinddarm-OP

Nebenwirkung:
- Bronchospasmus
- Bradycardie
- Freisetzung von Kaliumionen
- Muskelkaterartige Beschwerden am nächsten Tag
- Histaminfreisetzung, Überempfindlichkeitsreaktionen

Kontraindikation:
- Schwere Leberfunktionsstörung
- Bei Augenoperation (Erhöhung des Augeninnendrucks)
- Hyperkaliämie
- Verbrennung

Bemerkung:
- Pantolax® darf nur bei künstlicher Beatmung angewandt werden
- Da die Wirkung nach kurzer Zeit wieder abklingt, ist Pantolax® sehr gut steuerbar. Ggf. kann es in Form einer Tropfinfusion (maximale Dosis 500 mg) eingesetzt werden.
- Keine Wirkung auf das Zentralnervensystem
- Das Bewußtsein bleibt voll erhalten! ⟶ deshalb *nur* in Kombination mit Narkosemitteln anwenden.
- Muskelrelaxation ersetzt nicht die Narkose
- Zur Notintubation keine Relaxierung. Im Bereich der Notfallmedizin nur wenige Indikationen (z.B. Narkoseeinleitung beim nicht bewußtlosen polytraumatisierten Patienten).
- Alternativ kommt die Bereithaltung von Succinyl-ASTA® (gleiche Substanz) in Betracht.

Gruppe C
Triflupromazin

PSYQUIL®:

1-ml-Ampulle enthält 10 mg Triflupromazin

Dosierung: 0,1 mg/kg KG (entspr. 5–10 mg beim Erwachsenen) langsam i.v.

Wirkweise:
- Zentral dämpfend
- Beruhigend, angstlösend
- Antipsychotisch
- Antiemetisch (brechreizmindernd)
- Verstärkung zentral wirkender Medikamente wie Schmerzmittel, z.B. Morphin

Indikation:
- Angst-, Erregungs- und Unruhezustände (auch bei älteren Patienten
- Akute Psychosen
- Starkes Erbrechen (Schwangerschaftserbrechen)
- Anhaltender Singultus (Schluckauf)

Nebenwirkung:
- Blutdruckabfall
- Allergische Hautreaktionen (Juckreiz)
- Auslösung epileptischer Anfälle

Kontraindikation:
- Epilepsie
- Mitralklappeninsuffizienz
- Phäochromozytom (adrenalin-/noradrenalinbildender Tumor)
- Alkoholintoxikation
- Akute Lebererkrankungen

Bemerkung:
- Vorsicht bei Patienten, die bereits Beruhigungsmedikamente, z.B. vom Hausarzt, erhielten (Wirkungsüberlagerung).
- Günstig ist die Kombination von z.B. je 5 mg Morphin und Psyquil® bei Patienten mit akutem Myocardinfarkt.
- Vorsicht: Es sind sowohl 1-ml-Ampullen mit 10 mg Wirksubstanz (zur i.v.-Anwendung) als auch 1-ml-Ampullen mit 20 mg Wirksubstanz (zur i.m.-Anwendung) im Handel.
- Psyquil® ist eine Substanz aus der Gruppe der Neuroleptika (wie z.B. Atosil®, Haldol®, Neurocil®), die im Gegensatz zu den Benzodiazepinen (z.B. Valium®, Tranxilium®, Adumbran®, Lexotanil®) keine Abhängigkeit erzeugen können.

RINGER-LACTAT (= RL):

500-ml-Beutel-Zusammensetzung (nach DAB 7)

- Natrium = 130 mval/l
- Kalium = 5,4 mval/l
- Calcium = 3,7 mval/l
- Chlorid = 111,7 mval/l
- Lactat = 27,2 mval/l

Dosierung: Je nach Flüssigkeitsmangel und Kreislaufverhältnissen

Wirkweise:
- *Vollelektrolytlösung*
- ersetzt Wasser und Elektrolyte des Extrazellulärraums

Indikation:
- Flüssigkeits- und Elektrolytverluste durch: Erbrechen, Durchfall, Darmverschluß, Verbrennung
- primäres Volumenersatzmittel (insbesondere bei Säuglingen und Kleinkindern)
- Trägerlösung für Medikamente
- zum Offenhalten von peripheren und/oder zentralen Venenzugängen

Nebenwirkung:
- Primär Vergrößerung des in der Blutbahn vorhandenen Flüssigkeitsvolumens mit sekundärer Verschiebung in den Zwischenzell- und Zellraum mit der Gefahr des Ödems

Kontraindikation:
- Dekompensierte Herzinsuffizienz
- Volumenüberladung

Bemerkung:
- Ringer-Lactat sollte, wenn es vorübergehend als Volumenersatzmittel verwendet wird, bald, wegen der kurzen Halbwertszeit und der Gefahr des Zellödems (z.B. Hirnödem), durch ein kolloidales Volumenersatzmittel, z.B. Macrodex®, ersetzt werden
- Durch den Anteil an Lactat wirkt die Lösung schwach alkalisierend, was sich in der großen Mehrzahl der Einsatzbereiche in der Notfallmedizin ausnutzen läßt

SUPRARENIN®:

Gruppe B
Adrenalin

1-ml-Ampulle enthält 1 mg Adrenalin.

VERDÜNNEN: 1-ml-Ampulle + 9 ml NaCl 0,9%
→ 1 ml enthält dann 0,1 mg Adrenalin.

Dosierung: Herz-Kreislaufstillstand:
initial 0,5–1,0 mg = 5–10 ml (Erwachsene)
Anaphylaxie: initial 0,05–0,1 mg = 0,5–1 ml
jeweils evtl. nach 3–5 Minuten wiederholen.

Wirkweise:
- Adrenalin wird im Nebennierenmark des Menschen gebildet; es ist ein körpereigenes *Katecholamin* (wie Noradrenalin und Dopamin)
- Überträgerstoff im Sympathischen Nervensystem
- Wirkung auf Alpha-Rezeptoren: Engstellung der peripheren Gefäße, z.B. Muskulatur, Haut
- Wirkung auf Beta-Rezeptoren: Beta-1 = Erhöhung der Herzkraft und -frequenz, Beta-2 = Erweiterung der Bronchien
- Hemmung der Freisetzung von Histamin

Indikation:
- Herz-Kreislaufstillstand
- Anaphylaktischer Schock

Nebenwirkung:
- Tachycardie
- Gefahr von Extrasystolen bis zum Kammerflimmern
- Pupillenerweiterung

Kontraindikation:
- Tachycardie
- Tachycarde Rhythmusstörungen

Bemerkung:
- Mittel der Wahl beim Herz-Kreislaufstillstand (dem Alupent® unbedingt vorzuziehen, da zur Behandlung des Herz-Kreislaufstillstandes eine Alpha-stimulierende Wirkung notwendig ist, die dem Alupent® fehlt)
- Im anaphylaktischen Schock vor der Gabe von Cortisonpräparaten: Adrenalin zuführen
- Zu beachten ist die unterschiedliche Dosierung beim Herz-Kreislaufstillstand (5 ml) und beim anaphylaktischen Schock (0,5 ml!) der verdünnten Lösung
- Um ein günstigeres Verteilungsprofil (keine Konzentrationsspritzen) zu erreichen, empfiehlt sich, auch bei der Behandlung des Herz-Kreislaufstillstandes, die Verdünnung (der Zeitverlust ist gering und kann durch Herzdruckmassage überbrückt werden)
- Suprarenin® darf nicht zusammen mit alkalisierenden Substanzen ($NaHCO_3$) zugeführt werden (Inaktivierung)
- Alternativ zur intravenösen Gabe kommt die endotracheale Gabe der (doppelten) Dosis in Betracht, wenn nicht schnell genug ein Zugang zur Verfügung steht.
- Zusätzlich im Handel: Adrenalin Medikaler® Spray zur oralen Anwendung (Anaphylaxie)

TAVEGIL®:

Gruppe E
Clemastin

5-ml-Ampulle enthält 2 mg Clemastin

Dosierung: 2–3 mg langsam i.v.

Wirkweise:
- Hemmung der Histaminfreisetzung (*Antihistaminicum,* H1-Blocker). Histamin ist im Körper die Vermittlersubstanz bei den allergischen Reaktionen
- Weitstellung der Bronchien und Lungengefäße
- Herabsetzung der Gefäßdurchlässigkeit
- Minderung des Juckreizes durch zentrale Dämpfung

Indikation:
- Leichte allergische Reaktionen: wie Hautrötung, -ausschlag, Juckreiz, Blasen, Schwellung
- Allergische Erkrankungen (z.B. Heuschnupfen, Hautallergie)
- Vorbeugen vor Kontrastmittelzwischenfällen

Nebenwirkung:
- Tachycardie
- Müdigkeit
- Mundtrockenheit
- Schwindel
- bei schneller Injektion: Venenreizung

Kontraindikation:
- im Bereich der Notfallmedizin: keine

Bemerkung:
- Die Wirkung von Schmerzmitteln, Narkosemitteln, Beruhigungsmitteln und Alkohol wird durch Tavegil® verstärkt
- Tavegil® nur bei leichteren allergischen Reaktionen (Schweregrad I und II) anwenden. Im Zweifelsfall aber auch hier Glucocorticoide, z.B. Fortecortin® 40 mg. Bei den Schweregraden III und IV ist Suprarenin® das Mittel der ersten Wahl, wobei zusätzlich Glucocorticoide, z.B. 100 mg Fortecortin® sowie Volumenersatzmittel, z.B. Humanalbumin 5%, gegeben werden müssen.
- Die 4 Stadien der anaphylaktischen Reaktion: s.S. 95
- Alternativ kommt die Bereithaltung von Fenistil® (Dimetiden maleat) in Betracht.

TRAPANAL®: **Gruppe D**
Thiopental-Natrium

20-ml-Ampulle enthält 0,5 g Thiopental-Natrium in Pulverform. Zu lösen mit 20 ml Aqua für Injektionszwecke. 1 ml Lösung enthält 25 mg Wirkstoff

Dosierung: Narkoseeinleitung: 3–5 mg/kg KG (je nach Allgemeinzustand), z.B. 300 mg = 12 ml beim Erwachsenen. Hirnödemprophylaxe: initial s. oben, ggf. nach jeweils 5–10 Minuten die Hälfte der Dosis nachinjizieren.

Wirkweise:
- Dämpfung bzw. Ausschaltung zentralnervöser Funktionen ⟶ schnelles Einschlafen des Patienten, Bewußtseinsverlust
- Verminderung der Auswurfleistung des Herzens
- Verminderung der Ansprechbarkeit des Atemzentrums auf CO_2 ⟶ Atemdepression
- Verminderung des Hirnstoffwechsels

Indikation:
- *Narkoseeinleitung*
- Hirnprotektion bei Schädel-Hirn-Trauma

Nebenwirkung:
- Histaminfreisetzung
- Flacherwerden der Atmung ⟶ Atemstillstand
- Blutdruckabfall
- Vagusübererregbarkeit ⟶ Erbrechen ⟶ Aspirationsgefahr

Kontraindikation:
- Atemwegserkrankungen mit enggestellten Atemwegen, z.B. Asthma bronchiale
- drohendes Kreislaufversagen, z.B. bei Hypovolämie
- schwere Nieren-, Leber- und Herzmuskelschäden
- Schock
- Herzrhythmusstörungen

Bemerkung:
- Bei Anwendung von Trapanal® ist (zur Sicherung eines ausreichenden Gasaustausches) stets eine assistierte bzw. kontrollierte Beatmung durchzuführen
- paravenöse oder intraarterielle Injektionen sind unbedingt zu vermeiden, sie führen zu schweren Gewebsschäden (Nekrosen).
- Trapanal® stets *nur* alleine anwenden, da es bei Vermischung mit anderen Medikamenten, z.B. Volumenersatzmitteln, zur Ausflockung kommt
- zur Prophylaxe und Behandlung eines Hirnödems, z.B. beim SHT und Reanimation, hat sich die Kombination von Steroiden, z.B. Fortecortin® 100 mg und Barbituraten, z.B. Trapanal®, als günstig erwiesen.

VALIUM®:

2-ml-Ampulle enthält 10 mg Diazepam

Dosierung: nach Indikation und Wirkung
5–20 mg i.v. (Sedierung)
bis 60 mg i.v. (Durchbrechung eines Krampfanfalles)

Wirkweise:
- Beruhigend
- Angstlösend
- Entspannend
- Verminderung des Muskeltonus
- Herabgesetzte Krampfneigung

Indikation:
- Angst-, Erregungs- und *Unruhezustände*
- cerebrale Krampfanfälle (evtl. bis zum Status epilepticus)
- In Kombination mit Schmerzmittel (z.B. Morphin) bei Schmerzzuständen

Nebenwirkung:
- Blutdruckabfall
- Atemdepression
- Benommenheit und Schwindel
- Venenreizung (langsam injizieren)
- Mundtrockenheit
- bei älteren Patienten paradoxe Erregungs- und Verwirrtheitszustände

Kontraindikation:
- deutlich eingeschränkte Atemfunktion
- Myasthenia gravis (sehr seltene Erkrankung mit Störung der Erregungsübertragung an den Nervenendplatten der Muskulatur)

Bemerkung:
- Bei Angst- und Unruhezuständen reichen 5–10 mg Valium® i.v. meist aus
- Bei psychiatrischen oder neurologischen Notfällen, z.B. Epilepsie, können jedoch deutlich höhere Dosen (bis 60 mg) notwendig werden
- wegen der möglichen Atemdepression und des Blutdruckabfalls entsprechende Überwachung und Sicherung der Vitalfunktion
- Bei Kindern scheint die Gefahr der Atemdepression geringer. Trotzdem sind alle Vorkehrungen für eine Beatmung (Maske-Beutel) zu treffen.
  Dosierung: bis 1 mg/kg KG i.v.
- Alternativ kann bei Kindern Diazepam auch rectal zugeführt werden (Diazepam Desitin® rectal tube)
  Dosierung: 5 mg/10 kg KG
- Vorsicht: Valium® sollte nicht mit anderen Medikamenten (z.B. Lasix®) zusammen injiziert werden (Inaktivierung bzw. Ausfällung)
- Alternativ zu Valium® kommt die Bereithaltung von Diazemuls® in Betracht, das besser venenverträglich ist (Diazepam in Fettlösung).

Gruppe B
Pindolol

VISKEN®:

2-ml-Ampulle enthält 0,4 mg Pindolol

Dosierung: 0,1–0,4 mg langsam i.v.

Wirkweise:
- *Beta-Rezeptoren-Blocker*
- Verminderung des Sympaticuseinflusses an Herz, Kreislauf und Bronchien
- Beta-1-Blockade:
  - Senkung von Herzfrequenz und -kraft ⟶ Blutdrucksenkung
  - Verminderung des Sauerstoffverbrauchs des Herzens
- Beta-2-Blockade:
  - Erhöhung des peripheren Widerstandes
  - Erhöhung des bronchialen Strömungswiderstandes

Indikation:
- Sinustachycardie
- Supraventriculäre Tachycardie
- absolute Tachyarrhythmie
- Vorhofflimmern, Vorhofflattern mit schneller Überleitung
- Hypertonie
- Angina pectoris

Nebenwirkung:
- Bradycardie bis zur Asystolie
- Blutdruckabfall
- Verstärkung einer Herzinsuffizienz
- Erhöhung des Bronchialwiderstandes bis zum Bronchospasmus. Vorsicht bei Asthmatikern: Durch Gabe von Betablockern kann ein akuter Asthmaanfall ausgelöst werden.
- Müdigkeit, Übelkeit, Erbrechen

Kontraindikation:
- Manifeste Herzinsuffizienz
- Bradycardie
- Hypotonie
- AV-Block II. und III. Grades
- Atemwegserkrankungen mit engen Atemwegen, z.B. Asthma bronchiale, chron. Bronchitits
- metabolische Azidose

Bemerkung:
- Die genaue Überwachung der Pulsfrequenz und des Blutdrucks ist wegen der direkten Hemmung von Herz und Kreislauf wichtig
- Als alternative Behandlung der supraventriculären Tachycardie und absoluten Tachyarrhythmie kann auch Isoptin® angewendet werden. Es darf jedoch auf keinen Fall eine Kombination von Calciumantagonisten (z.B. Isoptin®) und betablockierenden Substanzen (z.B. Visken®) erfolgen.
- Gelegentlich kann Kammerflimmern erst nach Vorgabe eines Betablockers durch Defibrillation beseitigt werden
- Therapie einer Betablocker-Intoxikation: Atropin® (0,5–2 mg), Alupent® (0,1–0,5 mg), ggf. Berotec®-Spray (2–3 Hübe), Dopamin-/Dobutrex®-Infusion

XYLOCAIN®:

5-ml-Ampulle (2%) enthält 100 mg Lidocain

Dosierung:
initial: 100 mg i.v., evtl. 50 mg nachinjizieren (nach 10 min.)
weiter: Dauertropfinfusion (500 mg Xylocain® auf 500 ml Trägerlösung, z.B. Ringer-Lactat) 20–100 Tropfen/min.

Wirkweise:
- Verlangsamung des Natriumeinstromes an der Zellmembran (Membranstabilisierung)
- Verzögerung der Reizbildung, Reizfortleitung und Reizausbreitung
- bevorzugte Wirkung auf die Herzkammer

Indikation:
- *ventrikuläre Extrasystolen*
- Kammertachycardie
- Kammerflimmern/-flattern
- Digitalisintoxikation

Nebenwirkung:
- Blutdruckabfall
- Bradycardie
- AV-Block III. Grades
- Asystolie
- Schwindel
- Gefühlsstörungen
- Bewußtseinsstörungen
- Überdosierungszeichen: über 750 mg (pro Std.) zu erwarten) ——► Benommenheit, Muskelzuckungen bis zum Krampfanfall, Bewußtlosigkeit

Kontraindikation:
- AV-Block II. und III. Grades
- Bradycardie

Bemerkung:
- Xylocain® hat eine kurze Wirkungsdauer, es ist deshalb sinnvoll, nach einer Bolusinjektion (100 mg) mit einer Dauertropfinfusion die Behandlung fortzusetzen
- Es beeinflußt nicht die Kontraktionskraft und Auswurfleistung des Herzens.
- Xylocain® wurde als örtliches Betäubungsmittel entwickelt und kann auch als solches eingesetzt werden, z.B. Legen eines Venenkatheters bei nicht bewußtlosen Patienten.
- Bei Herz- und/oder Niereninsuffizienz sowie bei Patienten im Schock sollte die Dosis reduziert werden (0,5 mg/kg KG).
- Alternativ zur intravenösen Gabe kommt die endotracheale Gabe der (doppelten) Dosis in Betracht, wenn nicht schnell genug ein venöser Zugang zur Verfügung steht.

TODESFESTSTELLUNG

Nur durch einen *Arzt* definitiv durchzuführen!
Rettungssanitäter sollten prinzipiell mit der Reanimation beginnen!

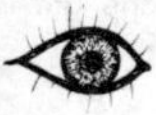
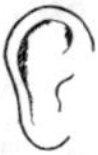
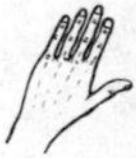

Klinischer Tod: **Wiederbelebung möglich**

Unsichere Todeszeichen:
- **Atemstillstand**
- **Herz-Kreislaufstillstand**
- **Reflexlosigkeit**

Unverzüglich Reanimation einleiten
s. Cardio-pulmonale Reanimation S. 36 bzw. S. 171

Biologischer Tod: **Keine Wiederbelebung möglich**

Sichere Todeszeichen:

Totenflecke
- Beginn ca. 1/2 Stunde nach Todeseintritt
- bleiben ca. 12 Stunden wegdrückbar
- können bei ausgeblutetem Organismus ausbleiben

Totenstarre
- Beginn ca. 3 Stunden nach Todeseintritt
- vom Kiefer auf den übrigen Körper absteigend
- löst sich nach einigen Tagen wieder

Auskühlung
- Körperkerntemperaturabfall ca. 1°C pro Stunde, von den Umgebungsbedingungen abhängig

Fäulnis
- Beginn ca. 2 Tage nach Todeseintritt, von der Umgebungstemperatur abhängig

Leichenschau:

● **Todes-zeitpunkt**	Zeitpunkt des irreversiblen Kreislaufstillstandes bzw. der Einstellung der Wiederbelebungsversuche, ggf. Zeitpunkt des Nachweises des Hirntodes.
● **Natürlicher Tod**	Durch innere Erkrankungen bedingt, keine äußere Einwirkung.
● **(Verdacht auf) Nicht-natürlicher Tod**	Unfall, Tötung, Selbstmord, unklare Todesumstände, unbekannte Leiche, sonstige besondere Umstände. Polizei/Staatsanwaltschaft hinzuziehen!
● **Todes-bescheinigung**	Personalien: Name, Vorname, Geburtsdatum, -ort, Wohnort, Straße, Todesort, Todeszeitpunkt, Todesursache, evtl. weitere Erkrankungen, Infektiosität.
● **weitere Abwicklung**	evtl. Beschlagnahmung durch Staatsanwaltschaft. Sonst Abholung durch Bestattungsunternehmen/kommunale Einrichtungen.
● **Tod auf dem Transport**	Je nach Ausgangslage (und Bundesland) Friedhof oder Rechtsmedizinisches Institut (evtl. Krankenhaus) anfahren.

Merke:

- Die Angehörigen eines soeben Verstorbenen befinden sich in einer absoluten Ausnahmesituation. Berücksichtigen Sie das bei Ihrem Verhalten.
- Geben Sie den Angehörigen alle möglichen Hilfestellungen zur organisatorischen Abwicklung der anstehenden Maßnahmen.
- Eine Leichenschau sollte grundsätzlich nur bei einem vollständig entkleideten Leichnam durchgeführt werden und alle Regionen umfassen (Leiche umdrehen).

HUBSCHRAUBEREINSATZ

Indikation:

- Notarztzubringer (bei größeren Strecken)
- Primäreinsatz in ländlichen Gebieten
- Sekundäreinsatz (Klinikverlegung)
- Transport von technischen Geräten (z.B. Rettungsschere der Feuerwehr, etc.)
- Transport von Blut, Organen oder medizinischem Personal
- schonender Transport, z.B. von Wirbelsäulenverletzten

Landeplatzauswahl:

- Suche nach ebenem Gelände
- Mindestfläche 35 m x 35 m
- fester, staubfreier Untergrund
- Hindernisfreiheit auf ca. 100 m
- Vorsicht: Überlandleitungen (Hochspannung)

Korrektes Verhalten bei Annäherung des RTH:

- Ausgesuchten Landeplatz deutlich hervorheben (z.B. bei Nacht Ausleuchtung mit Autolicht)
- bewegliche Landeplatzmarkierung entfernen
- Neugierige zum Verlassen des Platzes auffordern
- Patienten gegen Wind, Staub, etc. schützen
- Einweisung des RTH (mit Rücken gegen den Wind stehen, Standort nicht verlassen)
- Annäherung an den RTH nur, wenn Rotorblatt steht oder auf Handzeichen der Besatzung

Wichtige Übermittlungszeichen:

Hand- und Farbzeichen

Hier landen, brauchen Hilfe	*Nicht landen, brauchen keine Hilfe*
beide Arme nach oben	*rechter Arm nach unten, linker Arm nach oben*
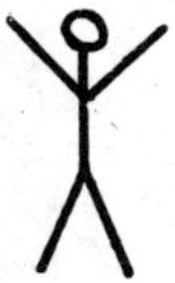	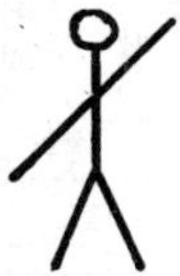
oder grünes Lichtsignal	*oder rotes Lichtsignal*

Probleme:

- Beschränkte Landemöglichkeiten in dicht besiedelten Landstrichen.
- Enge räumliche Verhältnisse mit eingeschränkten Diagnose- und Therapiemöglichkeiten während des Transports.
- Hoher Geräuschpegel, einengende Lagerung, schneller Steig- und Sinkflug verängstigen den Patienten.

TRANSPORT GEFÄHRLICHER GÜTER

(auf orangefarbigem, viereckigem Warnschild (30 x 40 cm)

- Vorzufinden z.B. an LKW's, Eisenbahnwaggons, etc.
  Geben Auskunft über Art des transportierten Gutes und die von ihm ausgehende Gefährdung.

Die **Kemmler-Zahl** (obere Zahl) besteht aus Ziffernkombinationen. Ziffernverdopplung deutet auf besonders starke Wirkung hin, z.B. 66 = sehr giftig. Sind auf einem derartigen Schild keine Zahlen angebracht, so enthalten die Taschen an der Rückseite des Schildes informierende Begleitpapiere.

Die **UN-Nummer** (untere Zahl) codiert die genaue chemische Bezeichnung des Stoffes (z.B. 1428 = Natrium).

1. Ziffer: HAUPTGEFAHR
2 Gas
3 Entzündbarer, flüssiger Stoff
4 Entzündbarer, fester Stoff
5 Entzündbarer, oxidierender Stoff
6 Giftiger Stoff
8 Ätzender Stoff

X *vorangestellt:* Stoff darf nicht mit Wasser in Berührung kommen

X423
1428

2. + 3. Ziffer: NEBENGEFAHR:
0 Ohne Bedeutung
1 Explosionsgefahr
2 Entweichen von Gas
3 Entzündbarkeit
5 Entzündende (oxidierende) Eigenschaft
6 Giftigkeit
8 Ätzwirkung
9 Gefahr einer heftigen Reaktion (Selbstzersetzung)

UN-Nummer: genauere Bezeichnung des Stoffes, z.B. Natrium

Weitere Informationen sind den Fahrzeug- bzw. Begleitpapieren zu entnehmen.

Merke: Bei Unfall mit Beteiligung eines derartigen Fahrzeuges immer sofortige Benachrichtigung der Feuerwehr!

KENNZEICHNUNG GEFÄHRLICHER GÜTER

gelber Grund:

entzündend wirkende Stoffe oder organische Peroxide

roter Grund:

feuergefährlich (entzündbare flüssige Stoffe)

blauer Grund:

entzündliche Gase bei Berührung mit Wasser

untere Hälfte roter Grund:

selbstentzündlich

rote Längsstreifen:

feuergefährlich (entzündbare feste Stoffe)

oranger Grund:

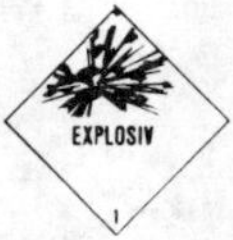

explosionsgefährlich

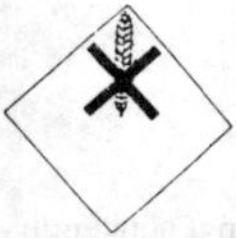

gesundheitsschädlich

giftig

ätzend

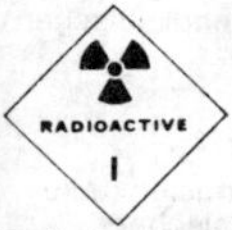

Radioaktiver Stoff in Versandstücken der Kategorie I-weiß

obere Hälfte gelber Grund:

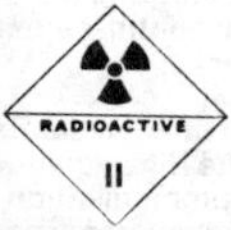

Radioaktiver Stoff in Versandstücken der Kategorie II-gelb

obere Hälfte gelber Grund:

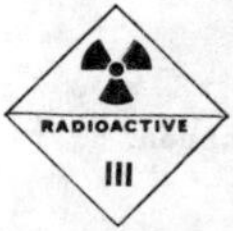

Radioaktiver Stoff in Versandstücken der Kategorie III-gelb

GROSSCHADENSEREIGNISSE – KATASTROPHEN

Großunfall: Begrenztes, mit den in der Region zur Verfügung stehenden Mitteln (Rettungsdienst, Krankenhäuser) beherrschbares Ereignis.

Katastrophe: Ereignis außergewöhnlichen Ausmaßes, mit den vorhandenen Mitteln nicht beherrschbar, Hilfe von außen notwendig.

Notfallmedizin: Unter günstigen Voraussetzungen (viele Helfer, ausreichend Material) werden wenige Notfallpatienten optimal versorgt.

Katastrophenmedizin: Mit sehr beschränkten Mitteln (wenige Helfer, kaum Material) muß das Überleben vieler Patienten sichergestellt werden. Es besteht ein Mißverhältnis zwischen der benötigten Hilfe und den Behandlungsmöglichkeiten. Daraus ergibt sich die Notwendigkeit zur Festlegung von Prioritäten (Sichtung).

Merke: Gerade in der Situation eines Großschadensereignisses mit vielen gleichzeitig betroffenen Patienten ist ein besonnenes und systematisches Vorgehen Voraussetzung für eine optimale medizinische Hilfe.

DER LEITENDE NOTARZT

Voraussetzungen:

- Fundiertes notfallmedizinisches Wissen (Fachkunde: Rettungsdienst)
- Gebietsarzt-Anerkennung (z.B.: Arzt für Anästhesie)
- Mehrjährige, kontinuierliche Tätigkeit als Notarzt
- Theoretische und praktische Fähigkeiten in der gleichzeitigen Versorgung mehrerer Notfallpatienten
- Detailierte Kenntnisse der regionalen (medizinischen) Infrastruktur

Aufgaben:

- Information über Gesamtsituation
- Medizinische Einsatzleitung
- Ständige Kommunikation mit der Rettungsleitstelle
- Intensive Zusammenarbeit mit der technischen-organisatorischen Einsatzleitung vor Ort

Sichtung:

I. *Unmittelbare vitale Bedrohung*
——▶ **Behandlungspriorität**
z.B. Atemfunktionsstörungen, Schock(- gefahr).
Maßnahmen: Lagerung, Freimachen – Freihalten der Atemwege, Schockbekämpfung, Schmerzmittel.

II. Ausgedehnte Verletzungen, *frühestmögliche Operation*
——▶ **Transportpriorität**
z.B. offene Frakturen, große Verletzungen, Brustkorb-/ Bauchverletzungen.
Maßnahmen: Schockprophylaxe, Wundabdeckung, Lagerung, Schmerzmittel, Sedierung.

III. *Geringerer Verletzungsumfang*
——▶ **verzögerte Behandlung**
z.B. geschlossene Frakturen, kleinere Verletzungen.
Maßnahmen: Lagerung, Wundabdeckung, Schmerzmittel, Sedierung.

IV. Massivste *Polytrauma*tisierungen
——▶ **abwartende Behandlung**
z.B. Mehrhöhlenverletzungen, Verbrennungen über 80%, klinisch Tote.
Maßnahmen: Lagerung, Überwachung, Schmerzmittel, keine Herz-Lungen-Wiederbelebung möglich.

Ziel: Die bestmögliche Hilfe für die größtmögliche Zahl von Betroffenen.

Die *Maßnahmen* sind immer *abhängig von* den zur Verfügung stehenden *Möglichkeiten* und müssen jeweils den augenblicklichen Bedingungen angepaßt werden.

Keine unkoordinierten Behandlungs- und Transportmaßnahmen
(– Leitender Notarzt –).

Kontinuierlicher Informationsaustausch mit anderen Hilfseinheiten (Polizei, Feuerwehr, etc.) und insbesondere mit der *Rettungsleitstelle.* Diese hat die benötigten Helfer und Fahrzeuge an den Schadensort zu dirigieren und, in Rücksprache mit den Krankenhäusern und dem Leitenden Notarzt, den gezielten Abtransport zu organisieren.

Wird ein gewisser Schadensumfang überschritten, sind die Verwaltungsorgane hinzuzuziehen. Diese können **Katastrophenalarm** auslösen.

Katastrophenschutz:	Neben Feuerwehr, Technischem Hilfswerk, etc. sind die Hilfsorganisationen hier als *Sanitätsdienst* beteiligt.
Sanitätsdienst: (STAN 042)	Züge (für die Erstversorgung von 80 – 100 Katastrophenopfer) jeweils in Zugtrupp, Sanitätsgruppe, Verletztentransportgruppe, ggf. Arztgruppe unterteilt.
Sanitätszug: (50 Helfer, davon 2 Ärzte)	Aufsuchen von Verletzten, erste (ärztliche) Hilfe, Transport zu Versorgungsstellen.
Verbandsplatzzug: (28 Helfer, davon 2 Ärzte)	Erweiterte (ärztliche) Hilfsmaßnahmen, Sichtung, Erzielung der Transportfähigkeit.
Krankentransportzug (28 Helfer):	Transport in (Hilfs-) Krankenhäuser

KATASTROPHENPAKET:

Zur Erstversorgung von 5–10 Schwerverletzten/ Verbrannten

Infusionen:	Kolloidale *Volumenersatzmittel* (z.B. Dextran 60 6%) 10 Beutel a 500 ml
	Vollelektrolytlösung (z.B. Ringer-Lactat) 5 Beutel a 500 ml
Medikamente:	*Analgetikum* (z.B. Tramal®) 10 Ampullen a 0,3 mg *Sedativum* (z.B. Valium®) 10 Ampullen a 10 mg
Hierzu **Material:**	15 Infusionsbestecke 15 Venenverweilkanülen 30 Fixierpflaster 20 Spritzen (2 ml), Kanülen (Gr. I) 15 Alkoholtupfer 2 Venenstauer, z.B. Kautschukschlauch
Weiterhin:	10 Alufolien, z.B. Rettungsdecke 10 Brandwundentücher, groß, z.B. Metalline®

Zusammengefaßt in einer stabilen Leichtmetallkiste (evtl. mehrere Kisten dieses Typs), die an einem jederzeit erreichbaren Ort (Rettungsleitstelle) deponiert wird, ermöglicht eine Notfallbehandlung vor Ort unabhängig von Krankenfahrzeugen.

NOTFALLKOFFER

Grundausrüstung im Rettungsdienst, die bei jedem Notfallpatienten unmittelbar zur Verfügung stehen sollte

I. **Diagnostische Einheit:**
- Stethoskop
- Blutdruckmeßgerät
- Reflexhammer
- Taschenlampe
- Blutzuckerteststreifen

II. **Atmungs-Einheit:**
- Absaugvorrichtung
- Absaugkatheter (verschiedene Größen)
- Sauerstoffflasche (mindestens 200 l)
- Nasensonde
- Beatmungsbeutel und -masken (versch. Größen)
- Sauerstoff-Reservoirbeutel
- Rachentuben (Guedel-Wendl) (versch. Größen)
- Endotrachealtuben (versch. Größen)
- Intubationsbesteck
- Pleurapunktionsbesteck (Braunüle Gr. 2)

III. **Kreislauf-Einheit:**
- Infusionslösungen
  - Vollelektrolytlösung, z.B. Ringer-Lactat
  - Kolloidale Volumenersatzmittel, z.B. HÄS 200
  - Natriumbicarbonat 8,4%
- Venenverweilkanülen
- Venenkatheter
- Desinfektionsspray
- Spritzen und Kanülen in verschiedenen Größen
- Tupfer, Pflaster, sterile Mullkompressen, Verbandpäckchen, Brandwundenverbandpäckchen
- Schutzhandschuhe

IV. **Notfall-medikamente:**
- s.S. 231–264

Bei Bedarf: **EKG-Monitor/Defibrillator**

KINDER-NOTFALLKOFFER

Zusätzlich zu dem für die Versorgung Erwachsener konzipierten Notfallkoffer sollte in den Rettungsfahrzeugen ein speziell für die Erstversorgung von Kindern zusammengestellter Koffer zur Verfügung gehalten werden. Dabei sollten alle notwendigen Hilfsmittel (Spritzen, Kanülen, Medikamente, Tuben etc.) zur Behandlung schwer erkrankter oder verletzter Kinder verschiedener Altersklassen umfassend und übersichtlich gegliedert, schnell bereitgestellt werden können.

GEGENGIFTPAKET

Folgende Medikamente sollten in einer handlichen Box in jedem Notarztwagen vorhanden sein.

Spezifische Antidota:

2 Amp. *Atropin*sulfat (100 mg) 2 Amp. *Toxogonin*® (250 mg)	→	bei Alkylphosphatintox., z.B. E 605®
1 Amp. *4-DMAP* (250 mg) 10 Amp. *Natriumthiosulfat* 10% (1000 mg)	→	bei Zyanidintox, z.B. Blausäure, Schwefelwasserstoff
1 Amp. *Toluidinblau* 0,4 g	→	bei Methämoglobinbildnerintox., z.B. Anilin, Nitrit
1 Amp. *Anticholium*® 2 mg	→	bei Atropinintox., Antidepressivaintox.
2 Amp. *Narcanti*® 0,4 mg	→	bei Opiatintox., z.B. Heroin

Unspezifische Mittel:

1 Dosieraerosol Auxiloson® (10,5 g)	→	Entzündungshemmung in den Atemwegen
3 Beutel *Isogutt*® (100 ml)	→	Augenspülung
2 OP *ORPEC-Sirup*® (Ipecacuanha-Sirup)	→	Auslösen von Erbrechen
1 Flasche *SAB-Simplex*®(30 ml)	→	Entschäumung
1 Flasche *Paraffinöl* (250 ml)	→	bei fettlöslichen Substanzen, z.B. Benzin
1 Beutel *Glaubersalz* (50 mg)	→	Auslösung von Durchfällen
2 Becher *Kohle-Pulvis*® (10 g)	→	bei wasserlöslichen Substanzen, z.B. Tablettenintox.
Roticlean® (100 ml)	—	Giftentfernung von Haut und Schleimhaut (Magenspülung)

Magenspülzubehör; 50-ml-Gefäße zur Sicherstellung von Erbrochenem, Magenspülflüssigkeit; **Plastiktüten** 100-ml-Spritze.

SPRACHTABELLE

	Englisch
Welche Beschwerden haben Sie?	What is the matter with you?
Wie lange haben Sie diese Beschwerden?	How long do you have these troubles?
Waren Sie früher schon einmal schwer krank?	Have you ever been seriously ill before?
Zeigen Sie mir, wo es Ihnen wehtut!	Show me where you feel pain!
Schmerzt es, wenn ich hier drücke?	Do you feel pain when I press here?
Atmen Sie tief ein und aus!	Please breath deaply!
Entspannen Sie sich und lassen Sie die Muskeln ganz locker!	Please relax completely!
Welche Medikamente nehmen Sie ein?	What kind of drugs do you take?
Wir müssen Sie in ein Krankenhaus bringen!	We have to take you to hospital!

Italienisch	Spanisch
Che disturbi ha?	¿Que clase de molestias tiene Usted?
Da quanta tempo ha questi disturbi?	¿Desde cuándo tiene Usted estas molestias?
E' già stato ammalato gravemente?	¿Ha estado alguna vez gravemente enfermo?
Mi indichi dove le fa male!	¡Enseneme donde le duele!
Le fa male qui se premo?	¿Le duele cuándo aprieto aqui?
Respiri profondamente!	¡Respire profundamente!
Si rilasci e distenda i muscoli!	¡Relájese y deje los músculos flojos!
Che medicine ha preso?	¿Que clase de medicamentos le dieron?
Lo dobbiamao ricoverare in un' ospedale!	¡Tengo que transportarle a un hospital!

	Serbokroatisch
Welche Beschwerden haben Sie?	Kakve poteškoće imate?
Wie lange haben Sie diese Beschwerden	Kako dugo imate ove poteškoće?
Waren Sie früher schon einmal schwer krank?	Da li ste većprije bili teško bolesni?
Zeigen Sie mir, wo es Ihnen wehtut!	Pokažite mi, gde vas holi!
Schmerzt es, wenn ich hier drücke?	Da li boli, ako owaje pritisnem?
Atmen Sie tief ein und aus!	Duboko udišite i iždišite!
Entspannen Sie sich und lassen Sie die Muskeln ganz locker!	Opustite se i olabavite mišiće!
Welche Medikamente nehmen Sie ein?	Kakve ste lijekove uzimali do sada?
Wir müssen Sie in ein Krankenhaus bringen!	Moram vas uputiti u Bolnicie institut!

Türkisch	Französisch
Ne gibi sikâyetleriniz vardir?	Quelles douleurs avez-vous?
Bu sikâyetleriniz ne zamandanberi vardir?	Depuis quand avez-vous ces douleurs?
Evvelce aĝir bir hastalik gecirdiniz mi?	Avez-vous déjà eu une maladie grave?
Buraya aĝriyan yerinizi gösteriniz!	Montrez où vous-avez mal!
Buraya bastirirsam aĝrir mi?	Ça fait mal quand je pousse ici?
Derin nefes alip veriniz!	Respirez profondément!
Kendini rahat birakinizbütün Kaslarinizi tamamen gevsetiniz!	Relachez vos muscles et calmez-vous!
Ne gibi ilaclar Kullandiniz?	Quels medicaments prenez-vous?
Sizi hastaneye götürmek zorundayiz!	Nous devons vous emporter dans un hospital!

LITERATURVERZEICHNIS (Auswahl)

Bücher:

- Ahnefeld, F. W., H.-H. Mehrkens: Notfallmedizin, Manual 2 Kohlhammer, Stuttgart–Berlin–Köln–Mainz 1984.
- Ahnefeld, F. W., W. Dick, J. Kilian, H.-P. Schuster: Klinische Anästhesiologie und Intensivtherapie, Band 30: Notfallmedizin Springer, Berlin-Heidelberg-New York-London-Paris-Tokio 1986
- Burchardi, H.: Akute Notfälle. Pathophysiologie-Diagnostik-Erstbehandlung, Thieme, Stuttgart-New York 1981.
- Eliastam, M., L. Sternbach, M. J. Bresler: Manual of Emergency Medicine 4th Edition, Year Book, Medical Publishers, Inc., Chicago-London 1983
- Gorgaß, B., F. W. Ahnefeld: Der Rettungssanitäter. Ausbildung und Fortbildung, Springer, Berlin-Heidelberg-New York 1980.
- Granitzka, S.: Der ärztliche Notdienst. Diagnostik und Therapie, Thieme, Stuttgart 1977.
- Halhuber, C., H. Kirchmair: Notfälle in der Inneren Medizin, 9. Aufl., Urban & Schwarzenberg, München-Wien-Baltimore 1983
- Jensen, S. A.: Paramedic Handbook, Multi-Media Publishing Inc., Denver, Colorado 1983
- Köhnlein, H.-E., S. Weller, W. Vogel, I. Nobel: Erste Hilfe. Ein Leitfaden, 5. Auflage, Thieme, Stuttgart 1978.
- Koller, F., G. A. Nagel, K. Neuhaus: Internistische Notfallsituationen. 3. Auflage, Thieme, Stuttgart-New York 1981.
- May, H. L.: Emergency Medicine, John Wiley & Sons, New York 1984
- Mills, J., M. T. Ho, D. D. Trunkey: Current Emergency Diagnosis & Treatment Lange Medical Publications, Los Altos, California 1983.
- Niedner, F.: Notfallsituation in der ärztlichen Praxis, G. Fischer Verlag, Stuttgart 1974.
- Restellini, A., P. J. Male: Urgences Medicales, Editions Medecine et Hygiene, Geneve 1982.
- Safar, P.: Cardiopulmonary – cerebral Resuscitation. A manual for physicians and paramedical instructors, prepared for the World Federation of Societies of Anaesthesiologists. Laerdal, A. S., Stavanger, Norway 1981.
- Scheidler, K., E. Wolf: Notfallmedizin. Organisation und Praxis, VEB Verlag Volk und Gesundheit, Berlin 1981.
- Schuster, H. P.: Notfallmedizin. Symptomatologie und erste Versorgung de akut-lebensbedrohenden Zustände. 2. Auflage, Enke, Stuttgart 1979.
- Sefrin, P.: Notfalltherapie im Rettungsdienst. Urban & Schwarzenberg, München-Wien-Baltimore, 1981.

STICHWORTVERZEICHNIS

A
Abdomen, akutes 135
Abdominal-Trauma 18,24,38,133
Abort 147
Absaugen 26
Adams-Stokes-Anfall 75
Adalat® 232
Aderlaß, unblutig 30
Aethanolintoxikation 181
Aethylalkoholintoxikation 181
Akrinor® 233
Alkalose 115
Alkoholintoxikation 181
Alkylphosphatintoxikation 44,191
Alupent® 234
Alveolarruptur 129
Ammoniak 179
Amphetaminintoxikation 163
Anaphylaktischer Schock 95
Anatomie 127,134
Anticholium® 44,275
Antidota 44,275
Aortenaneurysma 103
Apgar-Schema 161
Apoplektischer Insult 53
Appendicitis 135
Arrhythmie 75
Arsen-Intoxikation 179
Arterienverschluß 103
Aspiration 67
Asthma bronchiale 25,69
Asystolie 37
Atembewegungen 16
Atemfrequenz 26,165
Atemgeräusch 16
Atemstillstand 25,33,36
Atemstörung 16,22,25,51,65–71
Atemstoß 16
Atemwege 25,36
Atemzugvolumen 26,165
Atmung 14,16,25,65
Atropin 40,42,44,235,275
Atropinintoxikation 185
Augenschmerzen 224
Augenverletzung 224
Ausbildung 11
Ausrüstung 274
Auswurf 16
Auxiloson® 41,45,275
AV-Block 75,77
AV-Dissoziation 75
Azidose 115

B
Bauchspeicheldrüse 135
Bauchverletzung 24,38,133
Beatmung 25,26
Benzinintoxikation 195
Benzol 195
Berotec® 236
Beruhigungsmittel 185
Betablocker 37,263
Bettennachweis 288
Bewußtlosigkeit 21,51,118
Bewußtseinsstörung 49
Bigeminus 75
Bittermandelintoxikation 193
Blausäureintoxikation 193
Blutdruckmessung 17
Bluterbrechen 139
Bluthusten 66
Blutstillung 66
Blutung – Schädel 121
Blutung – Scheide 147
Blutverlust 140
Bradycardie 75
Bronchusabriß 127
Buchstabiertafel 287
Buscopan 237

C
Calcium 37,238
Calciumantagonisten 232,247
Cardiogener Schock 23,30,89
Cardiopulmonale Reanimation 33–37,171
Charriere 28
Chlorintoxikation 179
CO-Intoxikation 175
CO_2-Erstickung 177
Cyanintoxikation 44,193

D
Defibrillation 32,37
Dehydratation 111
Delir 50
Diagnostik, erweiterte 15
Digitalisintoxikation 249
Distorsion 141
4-DMAP 44,275
Dobutrex® 239
Dopamin 43,240
Druckfallerkrankung 226
Druckpunkt 35
Duodenalulcus 135,139
Durchfall 42,201

E
Ebrantil® 241
Einhelfermethode 34
Einsatzbewertung 12
Einweisung 11
Einwilligung 11
EKG 17,37,75
Eklampsie 153
Elektromechanische
Entkoppelung 75
Endotrachealtuben 28
Epiglottitis 166
EPH-Gestose 151
Epilepsie 61
Erbrechen 41, 201
Erfrierung 221
Erregungszustand 63
Erstbehandlung 14
Erstuntersuchung 14
Ertrinken 227
E-605-Intoxikation 44,191
Euphyllin® 242
Extrasystolie 79
Extremitäten-Trauma 18,24,38,141

F
Faustschlag, praecordial 32
Fehlgeburt 147
Fettlösliche Substanzen 141
Fortecortin® 243
Frakturen, Einteilung 140
Freihalten – Atemwege 25,27
Freimachen – Atemwege 25
Funkfrequenzen 288

G
Gasverseuchung 19
Geburt 155
Gefährliche Güter 268
Gefäßverschluß 103,105
Gefahrzettel 269
Gegengifte 44,275
Gesichtsverletzung 123
Gestose 151
Giftaufnahme 41
Giftausscheidung 43
Giftbisse 46
Gifteinwirkung 43
Giftstiche 46
Glasgow-Coma-Scale 50
Glaukomanfall 225
Glucose 244
Großschadensereignis 270
Guedeltubus 29
Gynäkologische Notfälle 145

H
Hämatothorax 127
Hämoptoe 66
HÄS 200 245
Haschisch 63
Haut 16,17
Heroinintoxikation 189
Herzbeuteltamponade 127
Herzdruckmassage 35,171
Herzinfarkt 83
Herzinsuffizienz 85
Herzkontusion 127
Herz-Kreislauf-
Störung 23,20,51,73–105
Herzrhythmusstörung 76
Hibler Packung 219
Hirnfunktion 15
Hirnhautentzündung 50
Hitzeerschöpfung 207
Hitzeohnmacht 205
Hitzeschäden 201
Hitzschlag 209
Hochspannung 19,229
Hormonstörung 50
Hyperhydratation 111
Hypertone Krise 99
Hyperventilationstetanie 71
Hyperglykämie 55,57
Hypnomidate® 40,246
Hyposystolie 37,75
Hubschraubereinsatz 267

I
Ileus 135
Indikation: Notarzt 20
Infektionskrankheiten 50
Infusionstherapie 31,250,256
Inhalation 41
Inneres Milieu 13
Intoxikation 41,173–201
Intubation 27,36,42
Ipecacuanha 41,45,275
Isoptin® 247

K
Kälteschäden 203
Kalium 37
Kammerextrasystolen 79
Kammerflimmern 37
Kammertachycardie 79
Katastrophe 270
Katastrophenpaket 273
Katastrophenschutz 272
Kemler Zahl 268
Ketanest® 40,248

Kieferverletzung 123
Kindernotfälle 163–171
Kinder-Notfallkoffer 274
Kinder – „Normalwerte“ 165
Kinder – „Dosierungen“ 164
Kohlekompretten 42,45,275
Kohlendioxid 177
Kohlenmonoxid 175
Kohlenwasserstoffverb. 195
Kokain 63
Kolik 135
Koma diabeticum 57,59
Koma hepaticum 50
Koma uraemicum 50
Krämpfe 15,153,169
Kreislauf 13,14,17
Kreislaufstillstand 30,33,36
Kreislaufstörung 73–115
Kruppsyndrom 166,167

L

Lackverdünner 195
Lagerung 21–25,30,34,36
Lähmung 15
Lanitop® 249
Lasix® 250
Laugenverätzung 43,199
Lebensmittelintoxikation 201
Leberverletzung 133
Leichenschau 266
Leitender Notarzt 270
Linksherzinsuffizienz 30,85
Literaturverzeichnis 280
LSD-Intoxikation 63
Lungenembolie 101
Lungenödem 22,25,87

M

Macrodex® 251
Magen-Darm-Blutung 139
Magengeschwür 135,139
Magenspülung 42
Marihuana 63
Medikamenten-intoxikation 43,185,231–264
Mehrfachverletzung 143
Mesenterialinfarkt 135
Methämoglobinvergiftung 44
Methanolintoxikation 183
Methylalkoholintoxikation 183
Milzverletzung 133
Morphin 252
Morphinintoxikation 189

N

Nabelschnurvorfall 157
Narcanti® 44,275
Narkoseeinleitung 40
Nasentubus 29
Nasenverletzung 123
Natriumbicarbonat 37,253
Natriumthiosulfat 44,275
Nebenniere 50
Nebenschilddrüse 50
Neugeborenes 161
Neuner-Regal 213
Niederspannung 19,228
Nierenabszeß 135
Nierenstein 135
Nitrolingual® 254
Nitrosegase 179
Norcuron® 255
Notarztruf 20
Notfallkoffer 274
Notfallkompetenz 11
Notfallmedikamente 231–264
Notfallpatient 13
Notgeburt 159
Notintubation 27

O

Oesophagusvarizen 139
Ohnmacht 97
Organoalkylphosphate 191
Orpec® 41,275
Opiatintoxikation 189

P

Pancreatitis 135
Pantolax® 256
Paraffinöl 42,45,275
PEEP-Beatmung 26
Petroleumintoxikation 195
Pflanzenschutzmittelintoxikation 191
Pilzvergiftung 201
Pneumothorax 129,131
Polytrauma 142,143
Präcordialschlag 32
Präeklampsie 151
Promit® 250
Pseudocroup 166,167
Psychologie 47
Psyquil® 257
Puls 17
Pufferung 31,36

Q

Querschnittssyndrom 125

R

Rachentubus 29

Rasseln 16
Reaktion 15
Reanimation 33–37,171
Rechtsstellung 11
Reflexe 15,16
Reizgase 41,179
Rettung 19,41
Rettungskette 13
Rhythmusstörungen 75
Ringer-Lactat-Lösung 258
Rückenmarksverletzung 24,125
Rufname 289
Ruhigstellung: Frakturen 38,39

S
Sab-Simplex® 43,45,275
Säuren-Basen-Haushalt 107
Säureverletzung 43,199
Sauerstoffzufuhr 25
Schädel-Hirn-Trauma 18,21,24,38,40,51,119
Schaumbildnervergiftung 43,197
Schenkelblock 75
Schilddrüse 50
Schlafmittelintoxikation 183
Schlaganfall 53
Schleimhaut 16,17
Schock 89–95
Schrittmacher 32,37,77
Schwangerschaft 151–159
Schweigepflicht 11
Seitenlage 21
Sekundärtransport 20
Sichtung 27
Sinusbradycardie 77
Sinustachycardie 79
Sonnenstich 211
Spannungspneumothorax 131
Sprachtabelle 276–279
Stoffwechselstörung 50,55–59
Stromunfall 19,228,229
Suprarenin® 259

T
Tachycardie 75,79
Tauchunfall 226
Tavegil® 260
Telefonnummern 289
Thorax-Trauma 18,21,22,24,25,27,38
Todeszeichen 265
Tollkirschen 187
Toluidin blau 44,275
Tonruf 287
Toxikose 168
Toxogonin 44,275
Trachealabriß 127
Tränengas 179
Trans.-ischäm. Attacke 53
Trapanal® 261
Trauma Score 116
Thrombose 105
Tuben 28,29

U
Übersetzungshilfen 276
Unterkühlung 217
UN-Nummern 268

V
Valium® 262
Vasovagale Synkope 97
Vena-Cava-Kompression 23,30,139
Venenpunktion 30,31,36
Venenverschluß 105
Verätzung 199
Verbrennung 213,215
Verbrühung 215
Vergiftungen 41,51,173–201
Vergiftungszentrale 288
Verhalten 47
Verkehrsunfall 19
Verletzungen 14,18, 24, 38, 117
Verrenkung 141
Visken® 263
Vitalfunktionen 13, 15
Volumenmangelschock 21, 23, 30, 91
Vorhofbradycardie 77
Vorhofextrasystolie 79
Vorhofflattern 81
Vorhofflimmern 81
Vorhoftachycardie 79

W
Wärmepackung 219
Wasserlösliche Substanzen 41
Wasser-Elektrolyt-Haushalt 107
Wendl-Tubus 129
Wirbelsäulen-Trauma 18, 21, 24, 38, 125

X
Xylocain® 264

Z
Zahlentafel 287
Zentrale Störung 51
Zentrale Venen 31
Zweihelfermethode 34
Zwölffingerdarmgeschwür 135, 139
Zyanintoxikation 44, 193

Anschrift	Telefon

Anschrift	Telefon

RUFNAMEN DER HILFSORGANISATIONEN:

Bezeichnung:		Rufname:
Arbeiter-Samariter-Bund	(ASB)	Sama
Deutsches Rotes Kreuz	(DRK)	Rotkreuz
Johanniter Unfall-Hilfe	(JUH)	Akkon
Malteser Hilfs-Dienst	(MHD)	Johannes
Feuerwehr		Florian
Luftschutzhilfsdienst	(LsHD)	Leopold
Technisches Hilfs-Werk	(THW)	Heros
Hubschrauberstaffel		Bussard
Bereitschaftspolizei		Brunhilde
Wasserschutzpolizei		Poseidon
Bundesgrenzschutz		Pirol
Deutsche Lebens-Rettungs-Gesellschaft	(DLRG)	Adler

Buchstabiertafel

A = Anton
Ä = Ärger
B = Berta
C = Cäsar
CH = Charlotte
D = Dora
E = Emil
F = Friedrich
G = Gustav
H = Heinrich
I = Ida
J = Julius
K = Kaufmann
L = Ludwig
M = Martha
N = Nordpol
O = Otto
Ö = Ökonom
P = Paula
Q = Quelle
R = Richard
S = Samuel
Sch = Schule
T = Theodor
U = Ulrich
Ü = Übermut
V = Viktor
W = Wilhelm
X = Xanthippe
Y = Ypsilon
Z = Zacharias

Zahlentafel:

1 = einss
2 = zwoh
3 = drrei
4 = fieärr
5 = fünnef
6 = sechs
7 = siebänn
8 = acht
9 = noihn
0 = nuhl

FUNKFREQUENZEN

Bezeichnung	Funkfrequenz	Unterband/ Oberband	Wechselsprech./ Gegensprechen	Tonruf 1/ Tonruf 2
Leitstelle .... (eigener Bereich)	....	....	....	TR ....
Leitstelle .... (benachbarter Bereich)	....	....	....	TR ....
Leitstelle .... (benachbarter Bereich)	....	....	....	TR ....
Leitstelle .... (benachbarter Bereich)	....	....	....	TR ....
Leitstelle .... (benachbarter Bereich)	....	....	....	TR ....
Polizeizentrale	....	....	....	TR ....
Feuerwehrzentrale	....	....	....	TR ....

Funkfrequenz für Notruf im ganzen Bundesgebiet
444 Unterband Gegensprechen (G/S) TR 1

TELEFONVERZEICHNIS

	Vorwahl:	Rufnummer:
Zentraler Bettennachweis für Verbrennungspatienten, Hamburg	040	2 48 28 - 8 37 2 48 28 - 8 38
Vergiftungszentrale Berlin Reanimationszentrum Charlottenburg bzw. Kinderklinik	030	3 02 30 22 30 35 - 22 15
Klinik mit Druckkammer, z.B. Bundeswehrkrankenhaus Ulm	07 31	1 71 - 22 23
Spezialabteilung bei Strahlenunfall: Berufsgenossenschaftliche Unfallklinik Ludwigshafen	06 21	6 81 01
Polizei	–	110
Feuerwehr	–	112
Notrufnummer im Einzugsgebiet	. . . .	. . . .
Krankenhäuser der Umgebung:		 . . . .
Fahrdienstleiter.	. . . .	. . . .
Leitstellenpersonal		 . . . .
Nummer der eigenen Hilfsorganisation.	. . . .	. . . .
Weitere Telefonnummern:.	. . . .	. . . .

DOSIERUNGSRICHTLINIEN: NOTFALLMEDIKAMENTE

(siehe auch Seite 231 – 264)

	Indikation	Verdünnung	Dosierung (mg/kg KG)	Dosisbeispiel (70-kg-Pat.)
A – Atmung				
Auxiloson®-Spray (0,25 g)	toxisches Lungenoedem	–	–	2–5 Hübe
Berotec®-Spray (15 ml)	Asthma bronchiale	–	–	2–3 Hüne
Euphyllin® (0,24 g)	Asthma bronchiale	auch als Inf.-Zusatz	initial: 5 dann: 0,5/Std.	0,36 g (15 ml)
B – Herz-Kreislauf				
Adalat® (10 mg)	hypert. Krise	–	–	1–2 Kaps.
Akrinor® (2 ml)	Hypotonie	–	–	0,5–1 ml
Alupent® (1 ml)	Bradycardie	1 ml + 4 ml NaCl 0,9 %	bis 0,01	0,1–0,5 mg (1–5 ml)
Atropin (1 ml/10 ml)	Bradycardie (Intox.)	–	0,01 (bis 1)	0,5 (bis 100) mg
Diazepam rectal (5 mg)	Sedierung (Kinder)	–	0,5	5 mg/10 kg KG (1–3 Rectiolen)
Dobutrex® (250 mg)	Herzinsuff.	125 mg in 500 ml	0,25–1/h	12,5–50 mg/h
Dopamin (50 mg)	Kreislauf-insuff.	100 mg in 500 ml	0,2–1/h	10–50 mg/h
Ebrantil® (50 mg)	Hypertensive Krise	–	bis 0,8	12,5–50 mg (2,5–10 ml)
Isoptin® (5 mg)	Arrhythmie	–	bis 0,1	2,5–5 mg (1–2 ml)
Lanitop® (0,2 mg)	Arrhythmie	–	bis 0,01	0,2–0,4 mg (2–4 ml)
Lasix® (20 mg)	Ausschwemmung	–	bis 1,25	20–40 mg (2–4 ml)
Nitrolingual®-Spray (0,4 mg)	Angina pectoris	–	–	2–4 Hübe
Suprarenin® (1 mg)	Reanimation	1 ml + 9 ml NaCl 0,9 %	bis 0,02	0,5–1 mg (5–10 ml)
Xylocain® (2 %)	Arrhythmie	auch als Inf.-Zus.	bis 1,5	70–150 mg (3,5–7,5 ml)

ERGÄNZUNGEN

Medikament	Indikation	Verdünnung	Dosierung (mg/kg KG)	Dosisbeispiel (70-kg-Pat.)